全国教育科学"十三五"规划 2016 年度教育部重点课题"面向西部基层医疗机构的中医现代'师带徒'人才培养模式研究"(DJA160273)

U0237427

中医现代学徒制培养模式的探索与实践

主　编　何　坪　潘　伦

副主编　邓福忠　黄　姗　熊燕影

编　者　(以姓氏笔画为序)

刁　鹏(重庆市江津区中医院)

万　飞(重庆医药高等专科学校)

万　鹏(重庆市北碚区中医院)

邓福忠(重庆医药高等专科学校)

杨岸森(重庆市九龙坡区中医院)

何　坪(重庆医药高等专科学校)

张建红(重庆市铜梁区中医院)

林海凤(重庆医药高等专科学校)

周天寒(重庆医药高等专科学校)

赵斯静(重庆医药高等专科学校)

秦　耘(重庆市江北区中医院)

黄　姗(重庆医药高等专科学校)

曾朝芬(重庆市永川区中医院)

熊燕影(重庆市中医院)

潘　伦(重庆医药高等专科学校)

戴奕爽(重庆医药高等专科学校)

人民卫生出版社

·北京·

图书在版编目（CIP）数据

中医现代学徒制培养模式的探索与实践 / 何坪，潘伦主编 . —北京：人民卫生出版社，2021.8
ISBN 978-7-117-31839-6

Ⅰ. ①中… Ⅱ. ①何…②潘… Ⅲ. ①高等学校 – 中国医药学 – 学徒 – 教育制度 – 研究 – 中国②高等学校 – 中国医药学 – 人才培养 – 培养模式 – 研究 – 中国 Ⅳ.①R2-4

中国版本图书馆 CIP 数据核字（2021）第 150089 号

人卫智网	www.ipmph.com	医学教育、学术、考试、健康，购书智慧智能综合服务平台
人卫官网	www.pmph.com	人卫官方资讯发布平台

中医现代学徒制培养模式的探索与实践
Zhongyi Xiandai Xuetuzhi Peiyang Moshi de Tansuo yu Shijian

主　　编：何　坪　潘　伦
出版发行：人民卫生出版社（中继线 010-59780011）
地　　址：北京市朝阳区潘家园南里 19 号
邮　　编：100021
E - mail：pmph @ pmph.com
购书热线：010-59787592　010-59787584　010-65264830
印　　刷：北京盛通印刷股份有限公司
经　　销：新华书店
开　　本：710×1000　1/16　印张：15
字　　数：277 千字
版　　次：2021 年 8 月第 1 版
印　　次：2021 年 8 月第 1 次印刷
标准书号：ISBN 978-7-117-31839-6
定　　价：45.00 元

前　言

新时期卫生与健康工作方针以基层为重点，强调中西医并重，国家"健康中国2030"战略中提出"充分发挥中医药独特优势"，要求所有基层医疗卫生机构都能够提供中医药服务，同时"推进中医药继承创新"，旨在围绕人的全方位、全生命周期服务，提高城乡基层中医药服务和医疗卫生服务工作质量，实施分级诊疗制度。但是，基层医疗机构中医师数量匮乏、供给不足、整体素质急需提高已成为制约我国基层卫生服务改革发展和中医药事业发展的关键瓶颈。探索适应符合基层医疗卫生机构需要的中医人才培养模式显得十分重要，也是西部等经济欠发达地区基层医疗卫生机构培养中医助理全科医生的最有效途径。

现有专科层次中医人才培养，长期面临院校教育培养模式单一、中医药特色优势不明显、临床实践技能薄弱等问题，而传统的中医师承教育又存在缺乏统一规范和标准、理论知识不系统等不足。为此，重庆医药高等专科学校于2015年开始，确立了"以基层医疗机构岗位胜任力为导向，融师承教育和院校教育于一体"的教育理念，构建了中医现代学徒制"六双"（双主体、双导师、双身份、双课程、双基地、双证书）人才培养模式。对其他地区，特别是中西部地区基层医疗卫生机构中医生培养，有极高的参考和借鉴价值。

鉴于编者水平有限，加之时间仓促，书中疏漏和不足之处，敬请同行专家和广大读者批评指正。

编者
2020年2月

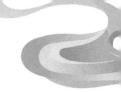

目　　录

第三篇　中医现代学徒制各项配套标准

第四篇　中医现代学徒制各项配套制度

第一篇　基层医疗卫生机构中医人才现状分析

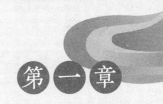

第一章

西部三省市基层医疗机构中医师工作任务和执业要求分析

为了多角度了解西部地区基层医疗卫生机构中医师需求现状，建立适合西部地区基层医疗卫生事业发展的中医现代学徒制人才培养模式，潘伦等人依托**全国教育科学"十三五"规划教育部重点课题《面向西部基层医疗机构的中医现代"师带徒"人才培养模式研究》**（DJA160273）等，采取文献查询、问卷调查、现场访谈等方法，调查了西部三省市基层医疗卫生机构中医师工作任务、职业能力、中医药服务需求现状。

第一节　重庆、云南、贵州三省市基层医疗机构中医师岗位工作任务抽样调查

在西部3个城市（重庆市、云南省楚雄市、贵州省铜仁市）于2017年6月—8月，采用随机数字表法抽取了1个区县，每个县按城乡分类随机各抽取2个社区卫生服务中心和2个乡镇卫生院，共12个机构，被抽取的12个机构的中医师全部纳入调查，共调查102人，应答102人，应答率100.00%。

一、一般情况调查结果

调查中医师102人，其中男60人（58.82%），女42人（41.18%），年龄（38.93±11.21）岁。学历以专科为主，专科43人（42.16%），本科36人（35.29%），硕士研究生7人（6.86%），中专16人（15.69%）。从业年限以10年以下为主（53人，51.96%），10~20年（含10年）的25人（24.51%），20~30年（含20年）的14人（13.73%），30年及以上的10人（9.80%）。大多数健康状况良好（90人，88.24%），有慢性疾病的11人（10.78%），有残疾的1人（0.98%）。51人（50.00%）来自社区卫生服务中心，51人（50.00%）来自乡镇卫生院。科室以中医科、康复科为主，中医科34人（33.33%），康复科25人（24.51%），内科12人（11.76%），外科2人（1.96%），妇产科1人（0.98%），儿科1人（0.98%），全科14人（13.73%），预防保健科6人（5.88%），骨科7人（6.86%）。有执业医师证书的人员有66人

（64.71%），有执业助理医师证书的人员有 17 人（16.67%），有全科医师岗位培训证书的仅 25 人（24.51%），且有 14 人（13.73%）的人员没有任何执业证书。具体见表 1-1-1-1。

表 1-1-1-1　抽样 12 个基层医疗机构中医师基本情况

类别	分组	人数 n	构成比（%）
性别	男	60	58.82
	女	42	41.18
学历	中专	16	15.69
	专科	43	42.16
	本科	36	35.29
	研究生	7	6.86
从业年限	<10 年	53	51.96
	10~20 年（含 10 年）	25	24.51
	20~30 年（含 20 年）	14	13.73
	≥30 年	10	9.80
健康状况	良好	90	88.24
	有慢性病	11	10.78
	有残疾	1	0.98
来自医疗机构规模	社区卫生服务中心	51	50.00
	乡镇卫生院	51	50.00
科室	内科	12	11.76
	外科	2	1.96
	妇产科	1	0.98
	儿科	1	0.98
	中医科	34	33.33
	全科	14	13.73
	康复科	25	24.51
	预防保健科	6	5.88
	骨科	7	6.86

提示抽样地区基层中医全科医生队伍从业时间较短，以专科学历为主，中专学历人员仍有相当比例，岗位以中医科、康复科为主，全科医生培训覆盖率

较差,还存在一定比例的没有任何执业证书的人员仍在开展医疗工作。

二、基层中医师主要工作任务

调查的 102 名基层中医师中,基本医疗占日常工作量的百分比平均为 75.26%,其主要从事的基本医疗工作(前 3 位)统计结果见表 1-1-1-2,第一位为中药处方治疗(65.59%),第二位为针灸推拿治疗(58.52%),第三位为慢病管理(39.22%);基本公共卫生服务占日常工作量的百分比平均为 24.74%,其主要从事的基本公共卫生服务工作(前 3 位)统计结果见表 1-1-1-3,102 人中只有 92 人(90.20%)从事了基本公共卫生服务,92 人中,第一位为健康教育(55.43%),第二位为 65 岁以上老年人、0~6 岁儿童中医药健康管理(54.02%),第三位为慢性病患者健康管理(59.04%)。基层中医师最常接触到的疾病(前 5 位)依次为上呼吸道感染、糖尿病、高血压、消化道疾病、伤(骨折等)及中毒,具体见表 1-1-1-4。基层中医全科医生最常接触到的症状(前 5 位)依次为关节痛、头痛、咳嗽、腹痛、失眠,具体见表 1-1-1-5。

表 1-1-1-2　102 名基层中医师基本医疗工作统计结果(前 3 位)[n(%)]

工作类别	第一位		第二位		第三位	
中药处方治疗	67	(65.69)	20	(19.61)	4	(3.92)
针灸推拿治疗	23	(22.55)	60	(58.82)	3	(2.94)
社区康复	4	(3.92)	7	(6.86)	32	(31.37)
慢病管理	3	(2.94)	10	(9.80)	40	(39.22)
家庭医疗服务	3	(2.94)	0	(0.00)	4	(3.92)
社区急救	1	(0.98)	3	(2.94)	12	(11.76)
转诊	1	(0.98)	2	(1.96)	7	(6.86)
合计	102	(100.00)	102	(100.00)	102	(100.00)

表 1-1-1-3　92 名基层中医师基本公共卫生服务工作统计结果(前 3 位)[n(%)]

工作类别	第一位		第二位		第三位	
健康教育	51	(55.43)	23	(26.44)	7	(8.43)
65 岁以上老年人、0~6 岁儿童中医药健康管理	27	(29.35)	47	(54.02)	6	(7.23)
慢性病患者健康管理	6	(6.52)	11	(12.64)	49	(59.04)
居民健康档案	5	(5.43)	4	(4.60)	13	(15.66)

续表

工作类别	第一位		第二位		第三位	
孕产妇健康管理	3	(3.26)	2	(2.30)	8	(9.64)
合计	92	(100.00)	87	(100.00)	83	(100.00)

备注：以上数据有少数缺失值。

表 1-1-1-4　102 名基层中医师接触到的最常见疾病（前 5 种）［n（%）］

疾病类别	第一种	第二种	第三种	第四种	第五种
高血压	31(30.39)	19(18.63)	25(24.51)	7(6.86)	4(3.92)
糖尿病	2(1.96)	31(30.39)	17(16.67)	19(18.63)	10(9.80)
脑卒中	9(8.82)	4(3.92)	13(12.75)	12(11.76)	14(13.73)
上呼吸道感染	39(38.24)	16(15.69)	19(18.63)	10(9.80)	2(1.96)
消化道疾病	3(2.94)	22(21.57)	13(12.75)	24(23.53)	13(12.75)
癌症	0(0.00)	0(0.00)	2(1.96)	2(1.96)	6(5.88)
伤(骨折等)、中毒	3(2.94)	3(2.94)	2(1.96)	8(7.84)	18(17.65)
皮肤病、性病	4(3.92)	0(0.00)	1(0.98)	7(6.86)	7(6.86)
泌尿道感染	1(0.98)	1(0.98)	2(1.96)	2(1.96)	13(12.75)
其他	10(9.80)	6(5.88)	8(7.84)	11(10.78)	15(14.71)
合计	102(100.00)	102(100.00)	102(100.00)	102(100.00)	102(100.00)

表 1-1-1-5　102 名基层中医师接触到的最常见症状（前 5 种）［n（%）］

疾病类别	第一种	第二种	第三种	第四种	第五种
发热	19(18.63)	6(5.88)	7(6.86)	7(6.86)	9(8.82)
头痛	8(7.84)	44(43.14)	13(12.75)	17(16.67)	4(3.92)
腹泻	0(0.00)	3(2.94)	5(4.90)	5(4.90)	10(9.80)
腹痛	5(4.90)	2(1.96)	11(10.78)	19(18.63)	17(16.67)
失眠	0(0.00)	10(9.80)	16(15.69)	11(10.78)	21(20.59)
呕吐	0(0.00)	1(0.98)	2(1.96)	0(0.00)	0(0.00)
咳嗽	30(29.41)	11(10.78)	24(23.53)	12(11.76)	6(5.88)
咯痰	1(0.98)	17(16.67)	7(6.86)	14(13.73)	6(5.88)
肥胖	1(0.98)	0(0.00)	3(2.94)	2(1.96)	3(2.94)
关节痛	34(33.33)	3(2.94)	7(6.86)	7(6.86)	14(13.73)

疾病类别	第一种	第二种	第三种	第四种	第五种
其他	4(3.92)	5(4.90)	7(6.86)	8(7.84)	12(11.76)
合计	102(100.00)	102(100.00)	102(100.00)	102(100.00)	102(100.00)

102 名调查对象每周平均服务人次为 65.98 人次,每例患者服务平均时间为 25.4 分钟,每天用来看病的时间平均为 5.67 小时,每月平均转诊人次数为 2.71 人次。其中,20 人(19.61%)曾经到患者家出诊,平均每个月出诊次数约为 2.59 人次,出诊的最主要原因中患者出门不方便 35 人次(67.31%),其他原因有诊治儿童 2 人次(3.84%),急诊 15 人次(28.85%)。调查对象接诊发热患者时,首选的给药方式有口服者 62 人(60.78%),其他的首先给药方式有肌内注射 8 人(7.84%),静脉滴注 9 人(8.82%),其他 12 人(11.76%),不知道的有 11 人(10.78%)。

102 名调查对象中,针对居民开展过体检的有 66 人(64.71%),其中,开展躯体检查的有 55 人(53.92%),开展测血压的有 45 人(44.12%),开展测血糖和血脂的有 61 人(59.80%),开展心电图的有 50 人次(49.02%)。开展居民建档的有 46 人(45.10%)。开展中医体质辨识的有 66 人(64.71%),2016 年共计服务 58 164 人次。开展中医药保健指导的有 60 人(58.82%),2016 年共计服务 65 545 人次。开展儿童中医饮食调养的有 30 人(29.41%),2016 年共计服务 3 460 人次。开展儿童按摩传授的有 28 人(27.45%),2016 年共计服务 3 642 人次。开展中医药健康教育的有 62 人(60.78%),2016 年共计服务 5 878 人次。开展慢病管理和指导的有 56 人(54.90%),其中饮食起居指导的有 54 人(52.94%),情智调摄的有 52 人(50.98%),食疗药膳的有 50 人(49.02%),运动锻炼的有 51 人(50.00%),矫正其他不良习惯的有 41 人(40.20%)。

以上调查结果提示基层中医师岗位主要任务以基本医疗为主,以基本公共卫生服务为辅。

三、讨论

对重庆、云南、贵州三省市抽样机构基层中医师的一般情况调查发现,基层中医全科医生的学历以专科为主(42.16%),提示专科层次培养的中医人才已成为基层中医人才队伍的主力。而专科层次中医人才培养的好坏,直接决定了基层医疗机构中医药服务开展的质量好坏。调查还发现,基层中医师从业时间偏短,从业时间 10 年以下的最多,达到 51.96%,分析原因:一是可能由于高年资基层中医师流失率较大,二是可能由于近几年新进人员较多。这说明了低年资的基层中医师在基层医疗机构中挑起了大梁。由于中医成才时间较长,中医临床思维形成难度较大,加上基层中医发展环境依然较差,不利于基层中医师的成长,导致基层中医师生存困难,西化严重。如何缩短中医成才时间,让刚毕业的专科学生或者低年资的基层中医师能迅速地胜任岗位任务,成为中医的铁杆粉丝,学会真正运用中医,显得十分重要。

对重庆、云南、贵州三省市抽样机构基层中医师承担的任务调查发现,基层中医师岗位工作以基本医疗服务为主(日常工作量百分比75.26%),以基本公共卫生服务为辅(日常工作量百分比24.74%)。基本医疗工作前三位为中药处方治疗(65.59%)、针灸推拿治疗(58.52%)、慢病管理(39.22%)。基本公共卫生服务前三位为健康教育(55.43%),65岁以上老年人、0~6岁儿童中医药健康管理(54.02%),慢性病患者健康管理(59.04%)。基层中医师最常接触到的疾病(前五位)依次为上呼吸道感染、糖尿病、高血压、消化道疾病、伤(骨折等)及中毒,最常接触到的症状(前五位)依次为关节痛、头痛、咳嗽、腹痛、失眠。按照《关于印发基层医疗卫生服务能力提升年活动实施方案的通知》(国卫办基层函〔2017〕238号)中要求,基层中医师岗位有三大任务:一是常见病、多发病和慢性病中医规范化诊疗服务;二是中医药公共卫生服务;三是中医"治未病"服务。因此,基层中医师应按照全科医师的方式进行培养:一是能力上达到"能中会西",并且要真正掌握中医临床思维,知道如何运用;二是知识体系上,除了中西医临床知识、中医养生知识,还需要掌握部分全科医师的内容,如预防、健康教育、康复等内容。

第二节　重庆、云南、贵州三省市基层医疗机构中医师职业能力和岗位适应力抽样调查

在西部3个城市(重庆市、云南省楚雄市、贵州省铜仁市)于2017年6月—8月,采用随机数字表法抽取了1个区县,每个县按城乡分类随机各抽取2个社区卫生服务中心和2个乡镇卫生院,共12个机构,被抽取的12个机构的中医师全部纳入调查,共调查102人,应答102人,应答率100.00%。被调查人员的一般情况见前一节。

一、工作环境适应能力

调查显示,102名调查对象对单位规章制度、岗位工作流程、专业信息获取比较熟悉,"不太熟悉"及"不熟悉"的比例较低,分别为7.84%、2.94%、10.78%。对居民健康情况、卫生法规熟悉程度、电脑操作"不太熟悉"和"不熟悉"的比例较高,分别达到32.35%、29.41%、18.63%。具体见表1-1-2-1、表1-1-2-2。

表 1-1-2-1 102 名基层中医师工作环境熟悉情况

熟悉程度	居民健康状况		单位规章制度		岗位工作流程	
	例数 n	百分比（%）	例数 n	百分比（%）	例数 n	百分比（%）
很熟悉	13	12.75	18	17.65	41	40.20
熟悉	56	54.90	76	74.51	58	56.86
不太熟悉	30	29.41	6	5.88	3	2.94
不熟悉	3	2.94	2	1.96	0	0.00
合计	102	100	102	100	102	100

表 1-1-2-2 102 名基层中医师工作环境熟悉情况（续）

熟悉程度	卫生法规熟悉程度		专业信息获取		电脑操作	
	例数 n	百分比（%）	例数 n	百分比（%）	例数 n	百分比（%）
很熟悉	10	9.80	33	32.35	18	17.65
熟悉	62	60.78	58	56.86	65	63.73
不太熟悉	30	29.41	9	8.82	17	16.67
不熟悉	0	0.00	2	1.96	2	1.96
合计	102	100	102	100	102	100

二、人际沟通能力

调查显示，102 名调查对象与同事谈话氛围和工作氛围都较好，氛围"很好"和"好"的比例较高，分别为 97.06%、99.04%。不过，调查对象与患者之间关系"不太好"及"不好"的比例较高，总计达到了 39.21%。其中有 13 名调查对象曾发生过医疗纠纷（占总人数的 12.75%），其原因为：技术性 3 名，占23.08%；责任性 10 名，占 76.92%。具体见表 1-1-2-3。

表 1-1-2-3 102 名基层中医师人际沟通情况

协调情况	与同事谈话氛围		与同事工作氛围		医患关系	
	例数 n	百分比（%）	例数 n	百分比（%）	例数 n	百分比（%）
很好	28	27.45	42	41.18	28	27.45
好	71	69.61	58	56.86	34	33.33
不太好	3	2.94	2	1.96	32	31.37

续表

协调情况	与同事谈话氛围		与同事工作氛围		医患关系	
	例数 n	百分比（%）	例数 n	百分比（%）	例数 n	百分比（%）
不好	0	0.00	0	0.00	8	7.84
合计	102	100	102	100	102	100

三、中医诊疗能力

调查显示,102 名调查对象中,中医诊疗技能的掌握程度有 12.74%"不太好"或者"不好",中医思维能力的掌握程度有 10.78%"不太好"或者"不好",中西医基本知识的掌握程度有 12.74%"不太好"或者"不好"。具体见表 1-1-2-4。进一步调查发现,首次问诊患者时,选择寒热、汗出、头身、二便、饮食、胸腹、听力、口渴、旧病、诱因的仅 39 人（38.24%）。

表 1-1-2-4 102 名基层中医师中医诊疗能力情况

掌握程度	中医诊疗技术		中医思维能力		中西医基本知识	
	例数 n	百分比（%）	例数 n	百分比（%）	例数 n	百分比（%）
很好	7	6.86	7	6.86	11	10.78
好	82	80.39	84	82.35	78	76.47
不太好	10	9.80	10	9.80	12	11.76
不好	3	2.94	1	0.98	1	0.98
合计	102	100	102	100	102	100

调查还显示,35 人（27.63%）认为在中西医知识比较欠缺,48 人（47.37%）认为在传统文史哲学知识比较欠缺,31 人（35.53%）认为卫生政策法规知识比较欠缺,51 人（51.32%）认为社会医学和心理知识比较欠缺,75 人（76.32%）认为医学前沿知识比较欠缺。73 人（71.57%）外出进修或培训,平均 193.53 天,最长 1 095 天（3 年）,最短 1 天。76 人（74.51%）希望外出进修或培训。64 人（62.75%）向上级医院转诊过患者,向上转诊原因:缺乏设备 48 人次（55.81%）、缺乏诊疗技术 30 人次（34.89%）、缺乏诊疗人员 8 人次（9.30%）。

四、设备操作使用能力

调查显示,102 名调查对象常用诊疗设备使用情况统计,观片灯、心电图机、生化分析仪、康复评定及治疗设备、智能通络治疗仪、颈腰椎牵引设备、中药熏蒸设备、中药雾化吸入能正确使用的人数均不足50%，具体见表1-1-2-5。进一步调查得知，只有56人（54.90%）经常使用设备辅助诊疗，46人（45.10%）偶尔使用或从来不使用。不使用的原因与不能正确使用可能存有一定关系。调查首次患者测量血压时，67人（65.69%）选择左臂或右臂，仅35人（34.31%）选择双臂；另外被调查者中仅有45人（44.12%）以声音消失判断舒张压。

表 1-1-2-5　102名基层中医师设备操作使用能力情况

仪器设备	能[n(%)]	不能[n(%)]
听诊器	90(88.24)	12(11.76)
血压计	98(96.08)	4(3.92)
观片灯	43(42.16)	59(57.84)
体重身高计	58(58.86)	44(43.14)
心电图机	40(39.22)	62(60.78)
生化分析仪	22(21.57)	80(78.43)
血糖仪	56(54.90)	46(45.10)
康复评定及治疗设备	20(19.61)	82(80.39)
针灸器具	70(68.63)	32(31.37)
火罐	75(73.53)	27(26.47)
电针仪	59(57.84)	43(42.16)
艾灸仪	56(54.90)	46(45.10)
智能通络治疗仪	25(24.51)	77(75.49)
颈腰椎牵引设备	46(45.10)	56(54.90)
中药熏蒸设备	43(42.16)	59(57.84)
TDP	66(64.71)	36(35.29)
中药雾化吸入	34(33.33)	68(66.67)

五、四个维度最终得分

以上四个维度中，将各维度每个条目定量化转为得分值以后，再把同一维度下的各个条目得分值加权平均计算各个维度的得分总值。结果显示，分值从高到低分别为人际沟通能力、工作环境适应能力、中医诊疗能力、设备操作使用能力。具体见表1-1-2-6。

表 1-1-2-6　各维度得分统计描述

维度	总例数	平均得分	标准差	最低分	最高分
工作环境适应能力	102	67.91	12.63	33.33	100
人际沟通能力	102	71.71	14.69	44.33	100
中医诊疗能力	102	65.05	13.63	11.00	100
设备操作使用能力	102	51.62	23.65	0	100

以上调查结果提示,基层中医师设备操作使用能力最差,中医诊疗技术水平不高,对最基本的中西医诊断技术尚未能正确掌握,医患关系紧张,责任心不强,这些都成为了医疗事故出现的主要原因。

六、讨论

基层中医师设备操作使用能力和诊疗能力较差。只有 54.90% 的人员经常使用设备辅助诊疗,不足 50% 的人员能正确使用观片灯、心电图机、生化分析仪、康复评定及治疗设备、智能通络治疗仪、颈腰椎牵引设备、中药熏蒸设备、中药雾化吸入设备,仅 34.31% 的人员在患者首次测量血压时选择双臂,仅 44.12% 的人员以声音消失判断舒张压。基层中医师的诊疗能力较差,仅 38.24% 的人员首次问诊患者选择寒热、汗出、头身、二便、饮食、胸腹、听力、口渴、旧病、诱因,有 27.63% 的人员认为中西医知识比较欠缺,有 34.89% 的人员向上转诊是由于缺乏诊疗技术。分析原因:一是中医高等教育存在弊端,以院校教育为主,培养模式单一,偏重理论,临床实践技能薄弱,中医药特色优势突出不够[①],学生接触临床时间晚,特别是专科层次,由于学制时间短,导致中医、西医知识(特别是西医知识)掌握不够全面,存在一定"硬伤";二是基层中医师继续教育开展不够,主要体现在培训的机会少(仅 71.57% 的中医师外出进修或培训)、针对性强的培训少(高达 76.32% 的人员认为医学前沿知识比较欠缺);三是基层医疗机构中医药设备设施缺乏,导致基层中医师无法使用相应的设备。

基层中医师医患关系紧张。高达 39.21% 的基层中医师认为医患关系紧张,12.75% 的人员曾发生过医疗纠纷。分析原因:一是由于基层中医师诊疗水平不高,导致对自己诊疗技术信心不足;二是居民对基层医疗机构信任度不

---

① 孙萍,周建军.高等中医药教育改革发展的路径选择[J].重庆医学,2014,43(4):506-508.

够,由于卫生服务的信息不对称性① 及易受负面影响②,容易产生医患矛盾,引发医患关系紧张。

第三节　重庆、云南、贵州三省市基层医疗机构中医药服务需求抽样调查

在西部 3 个城市(重庆市、云南省楚雄市、贵州省铜仁市)于 2017 年 6 月—8 月,采用随机数字表法抽取了 1 个区县,每个县按城乡分类随机各抽取 2 个社区卫生服务中心和 2 个乡镇卫生院,共 12 个机构,每个机构随机拦截就诊居民 40 名,共拦截 489 人,共发放问卷 489 份,回收问卷 488 份,回收率 99.79%,其中有效问卷 488 份。

一、一般情况调查结果

调查 488 人中,平均年龄 50.46 ± 16.79 岁,全家每月人均收入(2 699.26 ± 1 976.63 元)低于全国平均水平(2016 年城镇居民月均收入 2 801.33 元),每年自付医疗费用 4 090.56 ± 6 275.67 元,调查时接受中医药服务的人数为 165 人(占总人数的 33.81%)。自感病轻时选择社区的人数达到 362 人(占总人数的 74.18%),私人诊所 81 人(占总人数的 16.60%)。自感病重时选择社区的人数达到 160 人(占总人数的 32.79%),选择县级医院和三级医院的达到 310 人(占总人数的 63.52%)。具体见表 1-1-3-1。

表 1-1-3-1　抽样 12 个基层医疗机构就诊居民一般情况

类别	分组	人数	构成比(%)
性别	男	170	34.84
	女	318	65.16
文化	小学及下	145	29.71
	初中	148	30.33
	高中	65	13.32
	专科	91	18.65
	本科	36	7.38

---

① 叶俊,葛建一.公共医疗卫生体制改革的逻辑与导向[J].行政改革,2016,3:54-57.
② 黄奕详.社区变迁、信任与城市社区卫生服务的发展[J].医学与哲学(人文社会医学版),2009,4 (30):61-63.

续表

类别	分组	人数	构成比（%）
文化	研究生	3	0.61
工作状况	在业	235	48.16
	失业	39	7.99
	无业	202	41.39
	在校学生	12	2.46
工作单位类型	务农	62	26.38*
	城市流动体力劳动者	22	9.36*
	个体经营	19	8.09*
	公司及私有企业	26	11.06*
	国有企业	25	10.64*
	事业单位及机关	69	29.36*
	其他	12	5.11*
本次医疗费用 支付方式	自费	57	11.68
	公费医疗	19	3.89
	职工医疗保险	119	24.39
	城乡居民医疗保险	284	58.20
	商业保险	2	0.41
	其他	7	1.43
住家与最近医疗 机构的距离	小于 1.5 千米	173	35.45
	大于 1.5 千米小于 2 千米	139	28.48
	大于 2 千米	176	36.07

* 工作单位类型比例＝该类型人数／在业总人数

　　以上调查结果提示，西部地区基层医疗机构的就诊居民学历层次低（60.04% 为初中以下学历），老年人居多（平均年龄 50.46 岁，41.39% 的居民无业），在业人员以务农和企事业单位为主（务农人员占总人数的 26.38%，企事业单位工作人员占总人数的 51.06%），基本都参加了城乡基本医疗保险或城镇职工医疗保险（有城乡医保或职工医疗保险人员占总人数的 82.58%），基层医疗机构便捷性较差（36.07% 的居民住家与基层医疗机构距离在 2 千米以上）。

二、居民对中医药服务的需求情况

调查显示,居民对中医药服务需求前五位的是"中药饮片"(选很需要及需要的人数占比 83.40%)、"中医药、中西医结合的健康宣传教育"(选很需要及需要的人数占比 80.53%)、"推拿"(选很需要及需要的人数占比 79.92%)、"饮食起居、情志调摄、食疗药膳、运动锻炼的中医药养生保健服务"(选很需要及需要的人数占比 79.10%)、"中医特色处方"(选很需要及需要的人数占比 77.87%)。此外,部分中医药服务对居民来说比较陌生,如穴位埋线,对其不清楚的人数占总人数的 25.82%。具体见表 1-1-3-2。

表 1-1-3-2　抽样 12 个基层医疗机构就诊居民中医药服务需求

项目	很需要		需要		不太需要(一般)		不需要		不清楚	
	n	%	n	%	n	%	n	%	n	%
中药饮片	191	39.14	216	44.26	25	5.12	17	3.48	39	7.99
针刺	137	28.07	205	42.01	53	10.86	40	8.20	53	10.86
艾灸	145	29.71	218	44.67	49	10.04	34	6.97	42	8.61
推拿	151	30.94	239	48.98	50	10.25	17	3.48	31	6.35
拔罐	144	29.51	235	48.16	48	9.84	23	4.71	38	7.79
刮痧	117	23.98	232	47.54	59	12.09	25	5.12	55	11.27
熏洗	97	19.88	195	39.96	76	15.57	36	7.38	84	17.21
穴位贴敷	94	19.26	190	38.93	88	18.03	36	7.38	80	16.39
穴位埋线	48	9.84	158	32.38	105	21.52	51	10.45	126	25.82
穴位注射	90	18.44	190	38.93	82	16.80	45	9.22	81	16.60
头皮针	49	10.04	158	32.38	108	22.13	62	12.70	111	22.75
放血疗法	60	12.30	153	31.35	97	19.88	59	12.09	119	24.39
老中医、专家坐诊把脉开方	156	31.97	219	44.88	37	7.58	20	4.10	56	11.48
饮食起居、情志调摄、食疗药膳、运动锻炼等中医药养生保健服务	156	31.97	230	47.13	36	7.38	9	1.84	57	11.68
中医体质辨识、调养	147	30.12	229	46.93	43	8.81	15	3.07	54	11.07
中医药、中西医结合的健康宣传教育	161	32.99	232	47.54	37	7.58	9	1.84	49	10.04

续表

项目	很需要		需要		不太需要（一般）		不需要		不清楚	
	n	%	n	%	n	%	n	%	n	%
中医特色处方	134	27.46	246	50.41	39	7.99	12	2.46	57	11.68
中药代煎服务	130	26.64	229	46.93	62	12.70	32	6.56	35	7.17
中医"治未病"服务	125	25.61	195	39.96	62	12.70	22	4.51	84	17.21

以上调查结果提示,西部地区居民对中医药服务的需求已从单纯的疾病治疗向养生保健发展,部分传统的中医药服务还需要加大宣传力度,让居民了解其作用和疗效。

三、居民对基层医疗机构中医药服务的满意度调查

调查显示,就诊居民对基层医疗机构中医药服务总体比较满意,其中满意度前三位的是"隐私保护"(选很满意和满意的人数占比 97.13%)、"医务人员服务态度"(选很满意和满意的人数占比 96.31%)、"医患沟通"(选很满意和满意的人数占比 95.90%)。不满意前三位的是"中药价格"(选很满意和满意的人数占比 85.45%)、"设施设备"(选很满意和满意的人数占比 86.68%)、"医疗服务价格"(选很满意和满意的人数占比 88.32%)。具体见表 1-1-3-3。针对如何提高中医药服务质量,有 352 人(占总人数的 72.13%)建议提高中医生诊疗技术水平,有 351 人(占总人数的 71.93%)建议增加中医设备,有 295 人(占总人数的 60.45%)建议增加中医生数量,有 249 人(占总人数的 51.02%)建议扩大场地,有 227 人(占总人数的 46.52%)建议改善环境。

表 1-1-3-3 抽样 12 个基层医疗机构就诊居民中医药服务满意度

项目	很满意		满意		不太满意		不满意	
	n	%	n	%	n	%	n	%
交通方便	108	22.13	346	70.90	28	5.74	6	1.23
排队等待时间	91	18.65	355	72.75	34	6.97	8	1.64
就医环境	94	19.26	357	73.16	29	5.94	8	1.64
医务人员服务态度	144	29.51	326	66.80	12	2.46	6	1.23
诊疗技术	119	24.39	341	69.88	23	4.71	5	1.02
医患沟通	137	28.07	331	67.83	17	3.48	3	0.61

续表

项目	很满意		满意		不太满意		不满意	
	n	%	n	%	n	%	n	%
设施设备	76	15.57	347	71.11	60	12.30	5	1.02
医疗服务价格	91	18.65	340	69.67	43	8.81	14	2.87
中药价格	85	17.42	332	68.03	57	11.68	14	2.87
隐私保护	120	24.59	354	72.54	12	2.46	2	0.41
中药疗效	80	16.39	371	76.02	31	6.35	6	1.23

以上调查结果提示,基层医疗机构硬件建设水平还有待提高,中医药服务价格偏高。

四、中医药服务需求和满意度得分

在中医药服务需求和满意度两个维度中,将各维度每个条目定量化转为得分值以后,再把同一维度下的各个条目得分值加权,平均计算各个维度的得分总值,结果如下表 1-1-3-4 所示。

表 1-1-3-4　各维度得分统计描述

维度	总例数	平均得分	标准差	最低分	最高分
中医药需求度	488	78.41	17.92	20.00	100.00
中医药服务满意度	488	70.92	39.74	25.00	100.00

五、讨论

随着"健康中国"战略的实施和省域范围内城乡医保的统一,人民群众的卫生需求被进一步激发,特别是在《中华人民共和国中医药法》和《中医药发展战略规划纲要(2016—2030 年)》颁布之后,人民群众对中医药服务的需求也逐渐增加,但研究显示,抽样 12 个基层医疗机构就诊居民中医药需求度不高(见表 1-1-3-4),满意度仍有较大的提升空间。分析原因如下。

一是居民对中医药服务的需求已经从单纯的疾病治疗开始向中医药诊治、康复、养生、保健等多样性需求转变(居民需求排名第三为中医药养生保健,第四为中医药健康指导,见表 1-1-3-2)。而目前基层医疗卫生机构中医药服务模式单一,以疾病诊治为主,显然难以适应这一转变,仍以传统的"坐堂行医"模式开展中医药服务,导致有养生、保健需求的居民流失到上级中医院、民营医院或者养生保健机构。

二是基层医疗机构中医药服务能力依然薄弱。硬件方面,社区卫生服务中心和乡镇卫生院目前已基本完成了标准化建设,但国家对基层医疗机构中医科的标准出台时间较早(社区卫生服务中心标准为2006年《关于印发城市社区卫生服务机构管理办法(试行)的通知》,乡镇卫生院标准为2010年《关于印发乡镇卫生院中医科基本标准的通知》,且标准低,难以适应现在的发展需求,导致居民对基层医疗机构设施设备不满(满意度仅为86.68%)。软件方面,基层医疗机构的中医师比一般的临床医生面临更大的生存压力,致使部分中医师侧重用西医治疗,而部分中医诊疗技术较好的骨干医生又被其他医院"虹吸"挖走[1][2],致使基层中医师队伍素质偏低,中医诊疗技术水平难以满足居民需求,调查的就诊居民有352人(占总人数的72.13%)建议提高中医师的诊疗技术水平。软硬件的不足,导致居民对基层医疗机构提供的中医药服务信赖度不高,利用度和满意度降低。

三是西部地区农业人口比重较大(抽样人员中务农人员占在业人员的26.38%),收入较低(人均月收入2 699.26元,低于全国平均水平2 801.33元),特别是基层医疗机构就医人群以中老年人为主(平均年龄在50.46岁),虽有一定的支付能力(有城乡医保或职工医疗保险人员占总人数的82.58%),但部分中医药服务价格和中药价格依然超出了他们的承受能力(不满意前三位的是"中药价格""设施设备""医疗服务价格",见表1-1-3-3),从而导致居民对中医药利用度降低。

---

[1] 潘伦,熊燕影,何坪,等.重庆市基层医疗卫生机构中医药人力资源现状分析[J].重庆医学,2016,45(36):5176-5178.

[2] 孙涛,丁小燕,周巍.社区卫生服务中心中医药服务能力的现状调查[J].中国全科医学,2016,19(30):3756-3761.

第二章

重庆市基层医疗机构中医药人力资源现状和需求现状

为了多角度了解重庆市基层医疗卫生机构中医师队伍现状和需求现状，建立适合重庆市中医药事业发展的中医现代学徒制人才培养模式，潘伦等人依托**重庆市高等教育学会高等教育科学研究课题《重庆市基层医疗机构中医师现代"师带徒"人才培养模式改革的探索》**（CQGJ15453C），采取文献查询、问卷调查、现场访谈等方法，调查了重庆市基层医疗机构人力资源现状和需求现状。

第一节　重庆市基层医疗机构中医药人才现状

收集重庆市 40 个区县（含北部新区）政府及社会力量（含企业办和民营）举办的乡镇卫生院、社区卫生服务中心、社区卫生服务站、村卫生室的中医药人才数据，数据截止时间为 2012 年 12 月 31 日。

一、概况

截至 2012 年，重庆市基层医疗卫生机构共 3 025 个，开展中医药服务的机构 2 174 个（71.87%），其中，比例最低的是乡镇卫生院（19.37%），比例最高的是村卫生室（95.79%）。分析原因可能是由于乡镇卫生院发展过于偏向"西医"，而村卫生室更适合中医药服务的开展。中医药人员总数 11 467 人，其中乡镇卫生院 6 161 人，社区卫生服务中心 1 101 人，社区卫生服务站 266 人，村卫生室 3 939 人。按岗位分，中医 8 818 人，中药 709 人，中医护理 97 人，其他 1 843 人。具体见表 1-2-1-1。

表 1-2-1-1　2012 年重庆市基层医疗卫生机构数和中医药人员总数

机构种类	机构数量	开展中医药服务		中医药人员总数
		机构数	占机构总数的比例（%）	
乡镇卫生院	831	161	19.37%	6 161
社区卫生服务中心	132	53	40.15%	1 101
社区卫生服务站	114	94	82.46%	266
村卫生室	1 948	1 866	95.79%	3 939
合计	3 025	2 174	71.87%	11 467

二、年龄结构

从年龄结构看,31~45 岁人员比例过高(43.10%),而 30 岁以下比例偏低(16.38%)。分析原因,主要是由于村卫生室(53.67%)、社区卫生服务站(47.74%)的人员主要集中在 31~45 岁,并且村卫生室在 31~45 岁年龄段人数较多,达到 2 114 人(占该年龄段总人数的 47.78%)。从机构上看,村卫生室人员结构不合理的现象更加突出,30 岁以下人员所占机构人数比例仅 6.42%,远远低于平均值(16.38%),提示村卫生室中医药人员可能青黄不接。具体见表1-2-1-2。

表 1-2-1-2　2012 年重庆市基层医疗卫生机构中医药人员年龄结构

机构种类	56 岁以上		46~55 岁		31~45 岁		30 岁以下	
	人数	占机构总人数的比例（%）	人数	占机构总人数的比例（%）	人数	占机构总人数的比例（%）	人数	占机构总人数的比例（%）
乡镇卫生院	1 076	17.46%	1 343	21.80%	2 362	38.34%	1 380	22.40%
社区卫生服务中心	274	24.89%	271	24.61%	339	30.79%	217	19.71%
社区卫生服务站	58	21.80%	53	19.92%	127	47.74%	28	10.53%
村卫生室	692	17.57%	880	22.34%	2 114	53.67%	253	6.42%
合计	2 100	18.31%	2 547	22.21%	4 942	43.10%	1 878	16.38%

三、从事中医药工作时间

分析基层医疗机构中医药人员从事中医药工作的时间,发现其分布不合理,从事中医药工作时间 20~30 年(含 20 年)比例最低(18.22%)。分析原因,该工作年限的中医药人员的技术较高、年龄适宜,基层医疗机构可能存在“留不住”的问题。从机构上看,基层医疗卫生机构都存在明显“断层”。乡镇卫生院和社区卫生服务中心 20~30 年(含 20 年)人数比例(12.58%、15.35%)偏低,甚至低于平均水平(18.22%),原因同前。而社区卫生服务站、村卫生室 10 年以下人数比例(12.41%、14.22%)远低于平均水平(25.19%)。以上调查结果提示社区卫生服务站、村卫生室进人难。具体见表 1-2-1-3。

表 1-2-1-3　2012 年重庆市基层医疗卫生机构中医药人员从事中医药工作时间

机构种类	<10 年		10~20 年(含 10 年)		20~30 年(含 20 年)		≥30 年	
	人数	占机构总人数的比例(%)	人数	占机构总人数的比例(%)	人数	占机构总人数的比例(%)	人数	占机构总人数的比例(%)
乡镇卫生院	1 963	31.86%	1 592	25.84%	775	12.58%	1 831	29.72%
社区卫生服务中心	332	30.15%	233	21.16%	169	15.35%	367	33.33%
社区卫生服务站	33	12.41%	84	31.58%	66	24.81%	83	31.20%
村卫生室	560	14.22%	1 440	36.56%	1 079	27.39%	860	21.83%
合计	2 888	25.19%	3 349	29.21%	2 089	18.22%	3 141	27.39%

四、学历结构

学历结构非常不合理,本科及以上人员比例太低(2.61%),中专人员比例过高(57.33%),无学历人员比例大(25.57%)。分析原因,乡镇卫生院、村卫生室中专学历人员(3 222 人、2 768 人)和乡镇卫生院、村卫生室无学历人员(1 543 人、967 人)过多,分别占该学历总人数的 91.12% 和 85.61%。从机构上看,社区卫生服务站、村卫生室基本以中专和无学历人员为主,乡镇卫生院中专和无学历人员比例接近 80%,不利于其长远发展。分析原因,可能与中医药人员多以跟师为主,以及村卫生室私有化情况严重(比例达 96.2%4)有关,导致学历偏低。具体见表 1-2-1-4。

表 1-2-1-4 2012 年重庆市基层医疗卫生机构中医药人员学历结构

机构种类	本科及以上		专科		中专		无	
	人数	占机构总人数的比例(%)	人数	占机构总人数的比例(%)	人数	占机构总人数的比例(%)	人数	占机构总人数的比例(%)
乡镇卫生院	176	2.86%	1 220	19.80%	3 222	52.30%	1 543	25.04%
社区卫生服务中心	108	9.81%	218	19.80%	436	39.60%	339	30.79%
社区卫生服务站	10	3.76%	25	9.40%	148	55.64%	83	31.20%
村卫生室	5	0.13%	199	5.05%	2 768	70.27%	967	24.55%
合计	299	2.61%	1 662	14.49%	6 574	57.33%	2 932	25.57%

五、职称结构

职称结构分布不合理,中高级比例过低(高级比例 2.07%、中级 9.70%),无职称比例偏大(36.07%)。分析原因:一是由于乡镇卫生院和村卫生室无职称人员多(1 160 人、2 746 人),占无职称人数比例的 94.44%;二是由于中专学历和无学历人员过多,导致无法晋升职称;三是基层医疗机构的专业职务设置中,高级职称比例设置不足。从机构上看,村卫生室无职称人员占主体(69.71%),可能与农村地区大量无学历的赤脚医生有关。乡镇卫生院、社区卫生服务中心、社区卫生服务站以初级职称为主,高级职称人员严重不足,可能与专业职务设置、学历档次低及无学历等有关。具体见表 1-2-1-5。

表 1-2-1-5 2012 年重庆市基层医疗卫生机构中医药人员职称结构

机构种类	高级		中级		初级		无	
	人数	占机构总人数的比例(%)	人数	占机构总人数的比例(%)	人数	占机构总人数的比例(%)	人数	占机构总人数的比例(%)
乡镇卫生院	164	2.66%	859	13.94%	3 897	63.25%	1 160	18.83%
社区卫生服务中心	70	6.36%	225	20.44%	741	67.30%	146	13.26%

机构种类	高级		中级		初级		无	
	人数	占机构总人数的比例（%）	人数	占机构总人数的比例（%）	人数	占机构总人数的比例（%）	人数	占机构总人数的比例（%）
社区卫生服务站	1	0.38%	17	6.39%	164	61.65%	84	31.58%
村卫生室	2	0.05%	11	0.28%	1 180	29.96%	2 746	69.71%
合计	237	2.07%	1 112	9.70%	5 982	52.17%	4 136	36.07%

六、执业资格

从执业资格上看,依然有 40.37% 的人员无执业资格。分析原因:一是村卫生室无执业资格人数多(2 627 人),占无执业资格人员总数的 73.79%;二是村卫生室人员大多无学历,无职称,无法获得执业资格。从机构上看,村卫生室中无执业资格比例高(69.33%),可能与农村的赤脚医生多有关。乡镇卫生院无执业资格人数也较多(776 人),比例较高(18.82%),可能与乡镇卫生院无学历、无职称人数较多有关。具体见表 1-2-1-6。

表 1-2-1-6　2012 年重庆市基层医疗卫生机构中医人员执业资格

机构种类	小计	执业医师		助理执业医师		无	
		人数	占机构总人数的比例（%）	人数	占机构总人数的比例（%）	人数	占机构总人数的比例（%）
乡镇卫生院	4 124	2 085	50.56%	1 263	30.63%	776	18.82%
社区卫生服务中心	656	446	67.99%	159	24.24%	51	7.77%
社区卫生服务站	249	82	32.93%	61	24.50%	106	42.57%
村卫生室	3 789	320	8.45%	842	22.22%	2 627	69.33%
合计	8 818	2 933	33.26%	2 325	26.37%	3 560	40.37%

七、讨论

重庆市基层医疗卫生机构中医药人才队伍存在以下四点问题。

一是基层医疗卫生机构中医药人员总量不足,特别是乡镇卫生院和社区卫生服务中心(站),按国家中医药管理局"十二五"中医药事业发展规划要求,中医药人员占卫生专业人员 18% 的比例计算,乡镇卫生院和社区卫生服务中心(站)仍差 2 487 人。

二是基层医疗卫生机构中医药人员结构不合理。年龄结构分布不均衡,主要集中在 31~45 岁。从事中医药工作时间 20~30 年的人员比例偏低。高学历、高职称人员比例非常低,中专学历和无学历人员过多,导致无职称和无执业资格人数多。

三是乡镇卫生机构开展中医药服务比例偏低,难以留住从事中医药工作 20~30 年的"黄金阶段"人员,并且仍有大部分无学历、无职称、无执业资格的中医药人员,一定程度上制约了其中医药服务的开展,也制约了机构的长远发展。

四是村卫生室开展中医药服务比例高,但难以吸引年轻人员,出现青黄不接的现象,无职称、无学历、无执业资格人员仍然是村卫生室中医药人员的主体,势必导致中医药服务质量不高,难以满足群众日益增长的医疗需求。

第二节　重庆市基层医疗机构中医药人才需求抽样调查

按照"一小时经济圈""渝东南""渝东北"区域,每个区域随机抽取了 2 个区县,共 6 个。每个区县抽取 1 个社区卫生服务中心、1 个乡镇卫生院、1 个村卫生室,共 18 个基层医疗卫生机构。在每个基层医疗机构选取专家,根据问卷调查结果进行专家咨询,要求填写人员的从业年限不低于 3 年,其中社区卫生服务中心和乡镇卫生院要求职称是中级以上职称,村卫生室要求初级以上职称。共发放 72 份,回收问卷 66 份,占总问卷的 91.67%,其中有效问卷 64 份,有效率为 96.97%。

一、一般情况

调查对象共 64 人,平均年龄 38.31 岁(最大 71 岁、最小 25 岁),从业年限平均 14.43 年(最长 45 年、最短 3 年)。来自社区卫生服务中心 20 人(31.25%),乡镇卫生院 26 人(40.63%),村卫生室 18 人(28.12%)。大专及以下 33 人(51.56%),本科及以上 31 人(48.44%)。初级职称 18 人(28.12%),中级职称 38 人(59.38%),

高级职称 8 人（12.50%）。行政管理 5 人（7.81%），临床 49 人（76.56%），康复 8 人（12.50%），药房 2 人（3.13%）。

二、人才需求

（一）人才需求量

调查结果显示，60 名（93.75%）调查对象认为该单位需要中医类人才。在不需要中医类人才的原因调查中，2 名（3.13%）调查对象认为是由于缺乏设备和场地，2 名（3.13%）调查对象认为是由于经济效益不佳。提示目前基层中医药需求量较大，但部分基层医疗机构仍然存在基础设施建设滞后的现象。

（二）人才需求类型

调查结果显示，基层医疗机构更需要一般操作性人才（46.88%），但宏观管理层次的中医药人才也紧缺（42.18%）。具体见表 1-2-2-1。

表 1-2-2-1　基层医疗机构急需的中医类人才类型

类型	人数 n	百分比 %
宏观管理层次的中医人才	27	42.18
用人单位中的管理人才和工程人才	7	10.94
从事中医药工作的一般操作性人才	30	46.88

从学历层次上看，以专科需求为主（50.00%）。具体见表 1-2-2-2。

表 1-2-2-2　基层医疗机构对中医类人才学历要求

类型	人数 n	百分比 %
中专	0	0
专科	32	50.00
本科	27	42.19
研究生	5	7.81

针对专科层次中医类人才的岗位，基层医疗机构更青睐医师（42.19%）、推拿保健师（31.25%）、针灸师（21.88%），具体见表 1-2-2-3。

表 1-2-2-3　基层医疗机构对专科层次中医类人才岗位设置调查结果

类型	人数 n	百分比 %
医师	27	42.19
针灸师	14	21.88
推拿按摩师	20	31.25
诊断师	1	1.56
其他	2	3.12

三、能力要求

（一）工作能力要求

根据专家访谈结果,工作能力主要从"专业知识能力""外语能力""计算机能力""人际交往能力""学习能力""创新能力""吃苦耐劳能力""文字表达能力"等 8 个维度进行调查。结果显示,专业知识能力有 88.89% 的人认为很重要,学习能力有 70.31% 的人认为很重要,吃苦耐劳能力和文字表达能力有 59.38% 的人认为很重要,创新能力有 57.81% 的人认为很重要,人际交往能力有 42.19% 的人认为很重要,外语能力和计算机能力认为很重要的人比例较低（12.50%、14.29%）。具体见表 1-2-2-4。

（二）专业能力要求

根据专家访谈结果,专业能力主要从"中医临床诊疗思路""西医临床诊疗思路""辨证论治""针灸推拿技术""临床操作技术""急症处理能力""病案书写能力"等 7 个维度进行调查。结果显示,中医临床诊疗思路有 82.81% 的人认为很重要,辨证论治有 81.25% 的人认为很重要,急症处理能力有 68.75% 的人认为很重要,临床操作技术有 67.19% 的人认为很重要,病案书写能力有 64.06% 的人认为很重要,西医临床诊疗思路有 59.38% 的人认为很重要,针灸推拿技术有 35.94% 的人认为很重要,具体见表 1-2-2-5。

表 1-2-2-4　基层医疗机构中医类人才工作能力要求

项目	专业知识能力		外语能力		计算机能力		人际交往能力		学习能力		创新能力		吃苦耐劳能力		文字表达能力	
	(n)	(%)	(n)	(%)	(n)	(%)	(n)	(%)	(n)	(%)	(n)	(%)	(n)	(%)	(n)	(%)
很重要	56	88.89	8	12.50	9	14.29	27	42.19	45	70.31	37	57.81	38	59.38	38	59.38
重要	7	11.11	13	20.31	24	38.10	34	53.13	17	26.56	21	32.81	23	35.94	21	32.81
一般	0	0	29	45.31	26	41.27	1	1.56	0	0	3	4.69	2	3.13	3	4.69
不太重要	0	0	8	12.50	1	1.59	1	1.56	1	1.56	1	1.56	0	0	0	0
不重要	0	0	6	9.38	3	4.76	1	1.56	1	1.56	2	3.13	1	1.56	2	3.13

表 1-2-2-5　基层医疗机构中医类人才专业能力要求

项目	中医临床诊疗思路		西医临床诊疗思路		辨证论治		针灸推拿技术		临床操作技术		急症处理能力		病案书写能力	
	(n)	(%)	(n)	(%)	(n)	(%)	(n)	(%)	(n)	(%)	(n)	(%)	(n)	(%)
很重要	53	82.81	38	59.38	52	81.25	23	35.94	43	67.19	44	68.75	41	64.06
重要	10	15.63	18	28.13	8	12.50	31	48.44	17	26.56	13	20.31	19	26.69
一般	1	1.56	8	12.50	4	6.25	9	14.06	4	6.25	7	10.94	4	6.25
不太重要	0	0	0	0	0	0	1	1.56	0	0	0	0	0	0
不重要	0	0	0	0	0	0	0	0	0	0	0	0	0	0

第三节　基层医疗机构抽样人员对原有课程体系评价情况

按照"一小时经济圈""渝东南""渝东北"区域,每个区域随机抽取了2个区县,共6个。每个区县抽取1个社区卫生服务中心、1个乡镇卫生院、1个村卫生室,共18个基层医疗卫生机构。在每个基层医疗机构选取专家,根据问卷调查结果进行专家咨询,要求填写人员的从业年限不低于3年,其中社区卫生服务中心和乡镇卫生院要求职称是中级以上职称,村卫生室要求初级以上职称。共发放72份,回收问卷66份,占总问卷的91.67%,其中有效问卷64份,有效率为96.97%。专家的一般情况见前一节。

一、课程体系

对现阶段中医学、针灸推拿专业的课程体系进行评价,按照重要性分为5个档次——"非常重要""重要""一般""不太重要""不重要",并赋值:"非常重要"为5分、"重要"为4分、"一般"为3分、"不太重要"为2分、"不重要"为1分。分数越高,代表该门课程越重要。结果如下。

(一)中医学专业

调查结果显示,按照分数高低从高到低依次为中医内科学、中药学、中医诊断学、中医基础理论、方剂学、临床诊断技术、急诊技术、人体解剖与组织胚胎学、生理学、中医经典著作选读、中医儿科学、西医内科学、中医外科学、中医妇科学、针灸学、药理学、病理学、中医骨伤科学、医古文、推拿学、西医外科学、中医养生康复学、病原生物与免疫学基础。具体见表1-2-3-1。

表1-2-3-1　中医学专业课程调查结果

课程名称	$\bar{x}$	s
人体解剖与组织胚胎学	4.500	0.642
生理学	4.469	0.616
临床诊断技术	4.523	0.644
药理学	4.328	0.714
中医基础理论	4.781	0.453
中药学	4.797	0.406
方剂学	4.781	0.417
中医诊断学	4.797	0.443

续表

课程名称	$\bar{x}$	s
中医内科学	4.828	0.380
中医儿科学	4.422	0.686
中医外科学	4.344	0.739
中医妇科学	4.344	0.672
中医骨伤科学	4.266	0.672
针灸学	4.344	0.695
推拿学	4.206	0.676
病理学	4.281	0.723
病原生物与免疫学基础	4.000	0.741
医古文	4.219	0.745
中医经典著作选读	4.438	0.732
西医内科学	4.391	0.657
西医外科学	4.203	0.780
急诊技术	4.516	0.617
中医养生康复学	4.078	0.697

(二) 针灸推拿专业

调查结果显示,按照分数高低从高到低依次为针灸治疗学、推拿功法与手法学、推拿治疗学、人体解剖与组织学、经络腧穴学、刺法灸法学、中医诊断学、中医基础理论、中医内科学、康复医学、中药方剂学、急救技术、针灸医籍选读、临床诊断技术、中医骨伤科学、西医内科学、生理学、病理学、中医儿科学、医古文、西医外科学、中医妇科学、药理学、病原生物与免疫学基础、预防医学。具体见表1-2-3-2。

表 1-2-3-2　中医学专业课程调查结果

课程名称	$\bar{x}$	s
人体解剖与组织学	4.719	0.519
生理学	4.313	0.753
病理学	4.300	0.770
病原生物与免疫学基础	4.016	0.787

续表

课程名称	$\bar{x}$	s
药理学	4.141	0.794
预防医学	3.969	0.776
临床诊断技术	4.391	0.704
中医基础理论	4.688	0.588
中医诊断学	4.688	0.531
中药方剂学	4.563	0.588
经络腧穴学	4.719	0.519
西医内科学	4.374	0.672
西医外科学	4.172	0.788
刺法灸法学	4.703	0.525
推拿功法与手法学	4.750	0.471
中医内科学	4.672	0.536
针灸治疗学	4.750	0.471
推拿治疗学	4.719	0.487
康复医学	4.625	0.549
中医骨伤科学	4.375	0.724
中医妇科学	4.156	0.761
医古文	4.203	0.780
针灸医籍选读	4.406	0.750
中医儿科学	4.234	0.684
急救技术	4.422	0.730

二、实习科室设置

对现阶段中医学、针灸推拿专业的实习科室进行调查,调查对象根据专业培养需要选择应实习的科室。

(一)中医学专业

调查结果显示,中医内科、针灸科、中医外科、西医内科选择比例较高,分别达到100%、85.94%、78.13%、73.44%。个别专家建议增加影像科。具体见表1-2-3-3。

表 1-2-3-3　中医学专业实习科室设置调查结果

名称	总人数 N	选择人数 n	占总人数比例 %
中医内科	64	64	100.00
中医外科、骨伤科	64	50	78.13
中医儿科	64	46	71.88
中医妇科	64	41	64.06
西医内科	64	47	73.44
西医外科	64	33	51.56
针灸科	64	55	85.94
推拿科	64	34	53.13
中药房	64	33	51.56
康复科	64	33	51.56
急诊科	64	43	67.19

（二）针灸推拿专业

调查结果显示,针灸科、中医内科、推拿科、中医外科、康复科选择比例较高,分别达到 89.06%、85.94%、84.38%、79.69%、73.44%。个别专家也建议增加影像科。具体见表 1-2-3-4。

表 1-2-3-4　针灸推拿专业实习科室设置调查结果

名称	总人数 N	选择人数 n	占总人数比例 %
中医内科	64	55	85.94
中医外科、骨伤科	64	51	79.69
中医儿科	64	34	53.13
中医妇科	64	32	50.00
西医内科	64	42	65.63
西医外科	64	25	39.06
针灸科	64	57	89.06
推拿科	64	54	84.38
中药房	64	22	34.38
康复科	64	47	73.44
急诊科	64	33	51.56

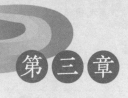

第三章
国内中医学徒制培养现状

一、"校院合作＋中医师承＋院校教育"模式 ①

某中医类高等院校创立了"新型师承,分段共育"的新型中医学人才培养模式。该模式分为两个阶段。第一阶段是"新型师承"。借鉴中医传统师承教育,确定校内外"师承导师"。新生入学后,以专业方向、兴趣等划分为几个学习小组,确定校内外指导教师各 1 名。学校与指导教师签订合作协议,在学校层面召开"师带徒"拜师仪式。第二阶段是"分段共育"。该阶段按课程设置又分三个部分。第一部分为"基础理论与诊断技能",集中学习中西医基本理论知识。校内导师定期小讲座,答疑解惑;校外导师安排医院见习,了解中医诊疗工作流程和医院工作环境。第二部分为"临床理论和实践能力",重点培养中西医临床理论和相关技能。校内导师指导学生掌握基本诊疗技能与临床理论;校外导师指导学生在实践中深化临床理论。第三部分为"临床诊疗综合能力",巩固中、西医基本理论知识,系统规范并牢固树立严格的中医临床辨证思维。学校安排学生在二甲以上中医教学医院或实习医院实习 32 周,然后在校外导师所在基层医疗机构实习 8 周。校内外导师定期进行协调和沟通,定期指导、督促和检查学生的临床实习。

又如某高校在此模式的基础上开设了"院校 - 师承 - 家传"三结合的教改实验班,增加了"家传"。这种培养模式把跟师学习贯穿于整个培养过程 ②,培养中医特色鲜明、实践能力强、潜力大的中医人才。该模式最大的特色和优势即"三结合"——院校教育与师承教育相结合、理论学习与临床实践相结合、

① 骆继军,李勇华,许代福 . 高职高专中医学专业新型师承人才培养模式探索[J]. 重庆医学,2014,13 (29):3975-3977.

② 高思华,翟双庆,罗祥云 . 新时期中医药人才培养模式改革的几点思考[J]. 中医教育,2011,30(6): 1-4.

传统文化素质与专业素质相结合。该校进一步完善这种模式后①，在所有专业中推行，实行了"师承"全校化。

二、开展名中医工作室②

此模式的思路为先设立名中医工作室，再建立视频教学系统。充分利用附属医院、教学医院的省市级名中医工作室，聘请中医临床经验丰富的主任中医师作为导师，利用视频教学系统，把名师的诊疗过程，实时直播传至教室，让学生观看，并搜集特异性的诊疗活动存储备用。同时，把教学系统与脉相仪、舌相仪连接，患者的舌象和脉象可直接呈现给学生。该模式提高了学生的伤寒论、温病学等课程的学习成绩，强化了学生的临床能力，有效地解决了中医"师承教育"师资匮乏、"徒弟"只能接受一家之学、不能反复学习、没有标准考核等不足。

三、五年制中医专业高职班模式③

某中医类高等院校在2009级五年制高职班中采取了"师徒制"的新型教学模式。把最后一学年分为三个阶段。第一阶段为"熟悉临床阶段"，由校内导师负责授课，并带队临床见习。第二阶段为"临床见习阶段"，利用寒暑假，在医院导师指导下，熟悉临床常见技术操作规程。第三阶段为"临床实习阶段"，选拔校外导师，指导学生进行定岗实习。为确保培养质量，该校还构建了"师承"评价体系，包括学生自评、学生互评、导师评价、社会评价，每个阶段至少评价一次，根据评价结果找出问题，提出建议。

四、高等中医全科人才培养模式④

某中医类高等院校认为培养中医全科人才是提高中医服务基层能力的关键。该校提出了"中医人才应是全科人才"这一命题，认为师承教育须坚持"根于经典，学有所宗，习在临证"这三个基本点。对中医经典教学模式进行了创新，提出了中医经典教学的五个阶段——"诵、学、摹、化、用"，编写了教材

① 谷晓红，闫永红，林燕，等. 坚持传承创新促进医教协同——北京中医药大学中医人才培养改革与实践[J]. 中医教育，2016，35（3）：7-11.
② 李力强，张贵锋，曾艺文，等. 基于名中医工作室的中医学专业学生师承教育改革探索与实践[J]. 继续医学教育，2016，30（7）：19-21.
③ 陈德琴，金山祥. "师徒制"新型教学模式培养高职中医技能型人才的研究[J]. 中国卫生产业，2015，14（31）：9-11.
④ 郭栋，刘更生，张蕾. 师承教育融入高等中医全科人才培养的探索[J]. 中国中医药现代远程教育，2014，12（20）：86-87.

《中医经典必背》，在第一学期就设立该课程，提前开设中医经典课程，并根据学校的学术特色，把伤寒论的学习作为重点教学内容。此外，该模式认为现行的教育模式割裂了中医学术体系，破坏了中医教育教学的固有规律。因此，该校优化整合了分散于中医内、外、妇、儿等各临床课程中的临床基本技能、专科技能、思维能力、沟通交流能力等内容，从培养对中医的兴趣信心出发，由浅及深、由简及难、由具体到抽象，细化每个年级需要掌握的知识内容。

五、"课程—实训—临床"三位一体教学模式 [1]

该教学模式强调两点。一是先中后西，强化经典。在课程设置上，加强中医经典课程教学。二是三位一体，五年一贯。融经典理论、中医思维、实践运用于一体，互动滚动，五年一贯，层层深化中医思辨能力和临床运用能力的培养。该模式重点抓好"课程教学、实践教学、临床教学"三个环节。一年级开设中医药基础课课程，要求学生自选临床病案进行中医辨证思维练习。要求传承班的学生在每学期完成中医经典教学互动情况记录、互动学习体会、读经典用经典情况记录。高年级的传承班学生，还需要完成对经典临床运用典型案例分析的整理记录，并在期末互动交流会上展示。在相应课程结束后，进行了案例辨证思维分析考试，结果显示，传承班学生的成绩（平均分 81 分）优于普通班学生的成绩（平均分 65 分），两者具有显著性差异。此外，对传承班每位学生在一年级开始就配备一名导师，每学期要求学生填写跟师实录，完成跟师病案分析 5 例以上、试诊病案 1 例，跟师临床学习体会 1 篇，同时每学年要求学生完成 1 篇总结导师学术思想和临床经验的学术论文。传承班学生在第四学年、第五学年进行临床见习和毕业实习，要求他们完成相关的见习体会、见习报告、中医住院病历，并在导师指导下完成毕业论文的撰写。

六、联动式传承模式 [2]

某中医类高等院校在现代中医院校教育的全过程中融入了中医师承教育的元素，旨在培养"厚基础、重经典、强临床、有特长"的高等中医药专业人才。该校联合附属医院，实施了"院院合一"的办学体制，通过跨地域培养途径，建立了"集体带、带集体"的新型师徒关系、"一代带二代"联动式点面结合的新型师承教育模式。2001 年以来，该校在全国先后选拔了 68 位名老中医到医院

---

[1] 丁慧芬，孟静岩，孙晓霞，等 . 基于"院校＋师承"中医经典"三位一体"教学模式的探索与实践［J］. 中医教育，2014，33（2）：7-10.

[2] 何殷，舒彤，黄亮，等 . 师承教育的创新及其与现代规范教育的结合——基于广州中医药大学第二临床医学院的探索［J］. 高教探索，2014（3）：96-99.

带徒,同时,选送七年制本硕连读的三年级以上学生,集体拜大师们的弟子为师。该模式在 2012 年获得教育部认证,参评专家一致认为,该模式开创了良好的中医师承新关系,实现了中医现代教育与中医传承教育的有机结合。

七、长学制"拔尖"人才培养模式

从 2011 年开始,某中医类高等院校开设了中医学专业的九年一贯制"岐黄班"。2012 年,该校又开设了中医学专业的"5+3"一体化卓越班。"岐黄班"主要培养中医拔尖型人才,与住院医师规范化培训相结合。为突出"拔尖"特色,把中医学拔尖人才分化成专业型与学术型,分别搭建临床型(基础阶段 + 住院医师规范化培训阶段 + 科研素质阶段)与学术型(基础阶段 + 海外科研素质训练阶段 + 中医科研素质阶段)本硕博九年一贯制的培养架构,把九年制划分为四个阶段——本科基础、本科临床、硕士研究生及博士研究生,进行 4 次考核分流。"5+3"一体化卓越班主要培养中医高级应用型人才,把五年制的医学本科教育与三年住院医师规范化培训进行结合,并一体化设计,形成了贯通八年的一体化培养模式。该模式划分为三个阶段——本科基础、本科临床、硕士研究生,进行 3 次考核分流。目前,"5+3"已取代原有七年制中医学教育,成为该校中医学专业长学制培养模式的主要形式。

第二篇

中医现代学徒制培养方案

中医药是中华民族的瑰宝,而基层医疗卫生机构在整个医疗体系中处于十分重要的位置,是居民健康的"守门员",发挥着重要作用,国家高度关注中医药和基层医疗机构的发展。习近平总书记在全国卫生与健康工作大会上突出强调,新时期卫生与健康工作方针以基层为重点和中西医并重,国家"健康中国2030"战略提出"充分发挥中医药独特优势",要求所有基层医疗卫生机构都能够提供中医药服务,同时"推进中医药继承创新",十九大报告又指出"坚持中西医并重,传承发展中医药事业""加强基层医疗卫生服务体系"建设,旨在围绕人的全方位、全生命周期服务,提高城乡基层中医药服务和医疗卫生服务工作质量,实施分级诊疗制度。但是,基层医疗机构中医师数量极度匮乏、供给不足、整体素质较差已成为制约我国基层卫生服务改革发展和中医药事业发展的关键瓶颈。

目前,重庆市中医药专业技术人员队伍不能较好地满足我市中医药产业和事业的发展。《中医药发展战略规划纲要(2016—2030年)》明确指出我国"基层中医药服务能力薄弱,发展规模和水平还不能满足人民群众健康需求。"以重庆市为例,主要表现在:①基层中医师数量不足,每万人口中医执业(助理)医师仅为2.21人,居全国第30位,基层医疗机构按照国家中医药管理局"十二五"中医药事业发展规划"中医药人员占卫生专业人员18%"的比例计算,仍差2 487人;②基层医疗机构"三无"(无学历、无职称、无执业医师证)人员比例较高,无学历人员占基层医疗机构中医药人员总数的25.57%,无职称人员占基层医疗机构中医药人员总数的36.07%,无执业资格人员占基层医疗机构中医药人员总数的40.37%;③基层医疗机构开展中医药服务比例偏低,仅71.87%,其中,乡镇卫生院仅19.37%,分析其原因主要是由于中医人才不足和乡镇卫生院发展偏西医化。在郑川等人[1]对西部5省市(四川、陕西、甘肃、云南、贵州)的基层医疗机构调查中也发现,中医师在医疗机构中的总数量偏少。

专科层次的中医专业,既属高等职业教育,又有中医教育特点,努力办好高等中医专科教育,符合我国医疗卫生工作"重心下移、关口前移,着眼基层、社区、群众"的实际需求,是解决目前重庆市基层中医人才缺乏、结构不合理的重要途径[2][3][4]。

[1] 郑川,李勇,李阳倩.中医学专业人才培养改革路径思考——基于对基层医疗机构中医人力资源状况的调查[J].西南民族大学学报:人文社会科学版,2014,35(4):208-211.
[2] 郭延东.以能力为导向的高专中医学专业人才培养方案研究[J].中医药管理杂志,2012,20(12):1194-1195.
[3] 郭延东.高专中医学人才能力培养的探索与实践[J].中国社区医师(医学专业),2012,14(17):393-394.
[4] 徐泽宇,涂国卿,陈建章,等.以中医全科医学专业为依托培养农村社区中医药人才[J].中医药管理杂志,2010,18(5):387-389.

中医人才的培养目前主要有两种途径[①]，一种是院校教育，另一种是师承教育（传统学徒制）。院校教育主要存在三个问题：一是培养模式单一，缺乏个性化教育；二是中医药特色优势突出不够，淡化了中医文化传统，缺乏中医文化底蕴；三是临床实践技能薄弱，忽视学术流派传承，造成理论学习和临床实践脱节。

根据教育部《关于开展现代学徒制试点工作的意见》（教职成〔2014〕9号）、教育部办公厅关于全面推进现代学徒制工作的通知（教职成厅函〔2019〕12号）开展现代学徒制试点工作的要求，按照国家《中医药法》、国务院办公厅《关于深化医教协同进一步推进医学教育改革与发展的意见》（国办发〔2017〕63号）发展和完善中医药教育精神，在中医学专业开展现代学徒制，不仅能在教育方式上体现出更多的教育优势[②]，也是贯彻和落实以上文件精神的举措。

---

① 孙萍,周建军.高等中医药教育改革发展的路径选择[J].重庆医学,2014,43(4):506-508.
② 霍莉莉,宣小平,颜新.中医人才培养模式的思索[J].江苏中医药,2014(11):67-69.

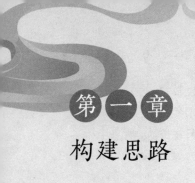

第一章

构建思路

　　明确基层医疗卫生机构中医药业务范围。按照国家卫生健康委员会、国家中医药管理局等《关于印发城市社区卫生服务中心、站基本标准的通知》(卫医发〔2006〕240号)、《乡镇卫生院管理办法(试行)的通知》(卫农卫发〔2011〕61号)、《关于印发中医药健康管理服务规范的通知》(国卫基层发〔2013〕7号)等文件要求,主要有基本医疗和基本公共卫生服务两大板块。

　　分析前期调研结果,基层医疗机构对中医人才要求较高:一是专业知识方面要求"能中会西",不仅能用中医相关专业知识处理常见病、多发病及一些常见急症,还要求掌握西医临床诊疗思路和急症处理能力;二是较高的综合素质,要具备较强的学习能力、吃苦耐劳的能力、文字表达能力、创新能力和人际交往能力。从基层医疗机构中医师的岗位需求分析,服务对象多为农民或当地居民,初次就诊的比例较大,对医生的综合诊疗能力,尤其是诊断水平要求更高,需要其具备全科医生的综合素质,对医生的卫生宣教能力、养生与康复服务水平、家庭医疗服务能力也有特别的要求。而满意度和需求度调查显示,就诊居民对中医药服务需求度较高(需求得分78.41,见表1-1-3-4),就诊居民对基层医疗机构提供的中医药服务满意度不高(满意度得分70.92,见表1-1-3-4)。此外,中医临床水平的高低,很大程度上取决于医生的"悟性",取决于中医思维能力的优劣,因此中医思维能力的培养尤为关键,应重点培养学生的中医诊疗思路和中医辨证论治思想。

　　专科层次中医学专业学制短,只有三年,学时有限,学生除了要在较短的时间内准确把握中医的精髓和内涵,掌握中医诊疗思路和中医辨证论治思想,还要兼顾西医和全科方面知识的学习,学习难度相比其他临床医学类专业更大。中医学教育要求学生熟记汤头、药性,认识中药、感知药味,背诵经典著作,强调在应诊中融会贯通,将学习基础理论和待诊见习同时进行,为学生奠定了较扎实的中医理论知识基础。在带徒的过程中,老师不仅传授医术,同时也非常重视学生医德、传统文化和相关学科知识的学习和素质技能的培养,这与现代医学生以人文素质为基础的综合素质的培养一脉相承。这正是中医教育的特色之一,也是医学生综合素质培养的重要目标。有鉴于此,遵循中医人才培养规律,从传承中医常见病诊治经验入手,以传统学徒制教育与院校教育相结合,培养复合型高素质高职高专技能型人才,是提高中医专业能力,服务地方中医药事业和健康产业极其重要的措施。

因此,学校培养必须有三方面的转变。

一是转变教育理念 [1][2]。专科层次中医学专业要走"院校教育 + 传统学徒制教育"的现代学徒制培养模式,才能在短时间内培养满足基层需要的中医师。

二是牢固培养目标。专科层次主要目标是培养适应基层卫生事业和中医药事业发展需要的,掌握本专业基本知识、基本理论和相关知识的实用型人才。

三是在课程设置上要按照国家助理执业医师资格考试标准,根据前期调研的基层医疗卫生机构中医师岗位需求和岗位任务,遵循"工学交替,医养结合,中西合璧,重在中医"原则设置课程,突出中医特色,强化技能训练,临床课程内容重点放在常见病和多发病上,增加急救医学、预防医学、康复医学、健康教育等教学内容。

① 吴春容 . 社区卫生服务的体系建设[J]. 中国全科医学,2006,9(5):365-366.
② 常冬梅,王丽萍,杨宁 . 探索新医改下基层中医药人才培养新模式[J]. 中国医学创新, 2014(14): 126-128.

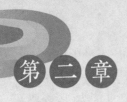

第二章
中医现代学徒制人才培养模式的构建

第一节　基　本　概　念

一、现代学徒制

现代学徒制是通过学校、企业深度合作，教师、师傅联合传授，对学生以技能培养为主的现代人才培养模式。其内涵为推进招生与招工一体化、深化工学结合人才培养模式改革、加强专兼结合师资队伍建设、形成与现代学徒制相适应的教学管理与运行机制。

二、现代"师带徒"

现代"师带徒"是在传统"师带徒"模式上加入现代企业管理理念，通过师徒教学关系的确立，打破了技艺不肯外传的禁规，同时明确了培训内容与学徒期限，通过"传、帮、带"来实现技艺传承。

三、两者的联系

项目组认为，**中医现代"师带徒"是现代学徒制在中医学专业的具体体现，两者的内涵一致。**

第二节　"四轮驱动"的中医现代学徒制
人才培养机制的构建

中医人才培养具有开展现代学徒制的天然基因和优势。因此，学校遵循中医人才培养和成长的规律，以现代学徒制的核心要义为行动指南，结合中医"师带徒"的元素，立足医疗卫生行业办学的优势，依托学校牵头组建的重庆医药职业教育集团为平台，汇聚医疗卫生行业资源，凝聚医疗卫生行业力量，形成了"医疗卫生主管部门—行业协会—医院—学校"的"四轮驱动"的中医现代学徒制人才培养机制(见图 2-2-2-1)。

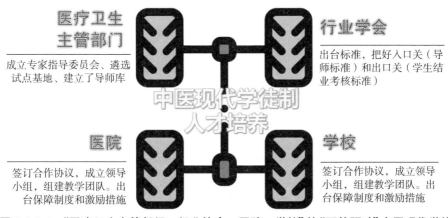

医疗卫生主管部门
成立专家指导委员会、遴选试点基地、建立了导师库

行业学会
出台标准,把好入口关(导师标准)和出口关(学生结业考核标准)

医院
签订合作协议,成立领导小组,组建教学团队。出台保障制度和激励措施

学校
签订合作协议,成立领导小组,组建教学团队。出台保障制度和激励措施

图 2-2-2-1 "医疗卫生主管部门—行业协会—医院—学校"的"四轮驱动"中医现代学徒制人才培养机制

一、医疗卫生主管部门统筹学徒制培养,完善四方联动机制

1. 学校主管部门(重庆市卫生健康委员会)高度重视中医人才的培养,在省级层面牵头成立了卫健委分管领导挂帅的中医现代学徒制专家委员会,设立了试点基地(7 家医院)和校外导师库(74 名医院导师)。

2. 行业学会联合医院、学校,制定了中医现代学徒制导师标准和学徒结业考核标准,把好"入口关"和"出口关"。

3. 依托学校牵头的首批国家级示范职教集团"重庆医药职教集团",学校和医院建成了"双主体"育人机制。

(1)校院签订了充分体现现代学徒制的招生招工一体化、"双主体""双导师""双身份"等基本特征的合作协议,完善了学徒培养管理机制,明确了双方的职责与分工,推进校院紧密合作、协同育人,打破了医院不招生学徒工的制度障碍。

(2)校院共建了学校主要领导和医院教学副院长组成的中医学现代学徒制领导小组,完善了校院联合招生、共同培养、学生医院学校第三方等多方评价的双主体育人机制。

(3)探索制订了学校承担校内外导师带教经费、接送学生和日常巡查车旅费、考核评估费、研讨会、学徒意外伤害险等费用,医院承担学徒工的劳动报酬、提供场所、教学设备等费用,建立人才培养成本分担机制。

(4)校院共建了以中医现代学徒制人才培养为特色的岐黄学院,较好地统筹利用学校实训基地、校院共建名中医导师工作室和医院实习岗位、助理全科医师规范化培训岗位等教学资源,形成了校院联合开展现代学徒制人才培养的长效机制。

4. 医院构建了一系列保障措施,从待遇、评优、职称等方面鼓励医院临床一线的专家担任导师。

政府、医院、行业协会、学校各司其职,良性互动,初步形成了"四轮驱动"的中医现代学徒制人才培养机制。见图2-2-2-2。

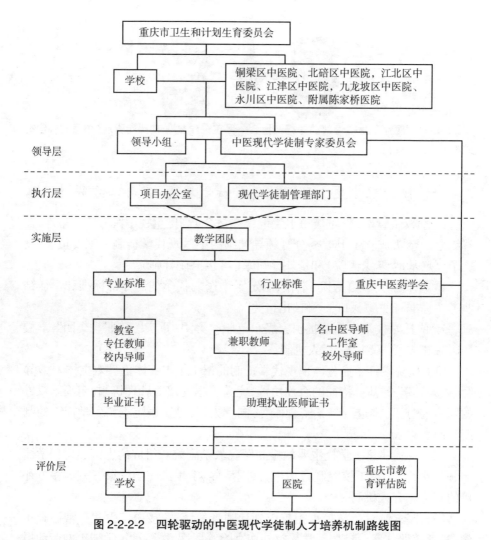

图 2-2-2-2 四轮驱动的中医现代学徒制人才培养机制路线图

二、校院共同构建高水平导师队伍,保障跟师教育质量

1. 在主管部门、行业学会、医院的支持和带动下,学校组建了以重庆市中

医行业领军人物和专家组成的导师队伍,积极支持学徒制培养。74名校外导师中,全国基层优秀名中医1人,全国老中医药专家学术经验继承工作传承人5人,重庆市名中医11名(占比15%)、区县级名中医24名(占比32%),高级职称70人(占比95%),重庆市中医药高级人才5人,门诊工作均在10年以上,日均门诊工作量35人次以上。建立健全了双导师的选拔淘汰、培养、考核、激励制度,形成了校院互聘共用的管理机制,每年组织1~2次校外导师教学能力培训。

2. 明确了校内外导师的职责和待遇,合作医院选拔优秀高技能人才担任师傅(导师),学校将校内导师的医院实践和技术服务纳入教师考核,并作为晋升专业技术职务的重要依据。市、区县级名中医均以"1名导师带2名学徒"的方式招收学徒。通过四年建设,校外导师中有1名导师被评为第六批全国老中医药专家学术经验继承工作传承人,有3名导师评为第三批重庆市名中医。

3. 建立了灵活的人才流动机制,校院双方开展挂职锻炼,共同开展联合技术开发、专业建设的激励制度和考核奖惩政策。学校导师在医院开展临床工作两年,诊疗7 366人次,为医院带来收入85.2万元。校内外导师联合申报立项省部级课题2个,校级融合创新科研团队1个。

三、学校充分整合行业资源,保障人才培养顺利实施

学校在职教集团框架下,对主管部门、行业学会、医院各方资源高度整合。

1. 共同构建了中医现代学徒制"六双"(双主体、双导师、双身份、双课程、双基地、双证书)人才培养模式(见图2-2-4-1),制订了以传承中医常见病诊治经验和提高临床实践能力为主线,师承教育和院校教育相融合的中医现代学徒制人才培养方案(见图2-2-3-2)。

2. 创新性构建了"跟师见习——跟师抄方——跟师试诊"递进式课程体系(见图2-2-3-3)。

3. 组建了包括校内外导师在内的教学团队,共同开展教科研课题攻关,制订课程标准,建设慕课、融合教材等资源。

4. 借助信息化手段,共建了7个标准化的名中医导师工作室,搭建了校院双向交互式在线学习平台,实现了对学徒制导师接诊过程的全程录播、远程直播和远程点播及双向交互教学管理。

5. 共同制订了体现现代学徒制特点的教育教学管理制度20项,制订了包括教学标准、岗位标准、导师标准、场地标准、考核标准等在内的标准8项。

第三节 "跟师见习——跟师抄方——跟师试诊" 递进式课程体系设计

一、"以基层医疗机构岗位胜任力为导向,融师承教育和院校教育于一体的现代学徒制"教育理念

学校确立了"以基层医疗机构岗位胜任力为导向,融师承教育和院校教育于一体的现代学徒制"教育理念。将专科层次的中医学教育与中医师职业培养和基层卫生需求密切结合,以基层中医师工作岗位设计课程体系,在"院校教育"中融入"师承教育",构建现代学徒制人才培养模式,打破"2 年学校学习 +1 年医院实习"的传统院校教育模式,把医院一线名老中医与学校学生结成师徒关系,让"师承教育"贯穿整个人才培养过程,使医院在人才培养过程中主体培养功能前移,让学生"早临床、多临床、反复临床",围绕基层人群全方位、全生命周期的主要卫生与健康问题,聚焦基层中医师岗位核心知识和关键能力培养,具体见图 2-2-3-1。

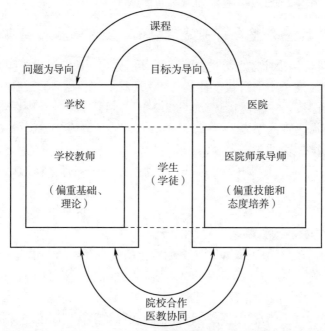

图 2-2-3-1 "以基层医疗机构岗位胜任力为导向,融师承教育和院校教育于一体的现代学徒制"教育理念

二、构建以传承中医常见病诊治经验和提高临床实践能力为主线,中医师承教育和院校教育相融合的现代学徒制人才培养方案

学校遵循中医师职业培养要求和中医学教育规律,打破了之前院校教育和师承教育的界限,保证"学校 2 年学习＋医院 1 年跟岗实习" 3 年院校教育的同时,又保证"学生跟师学习" 3 年师承教育的连续性,整体设计培养目标,构建了以传承中医常见病诊治经验和提高临床实践能力为主线,中医师承教育和院校教育相融合的具有现代学徒制特征的中医现代学徒制人才培养方案(见图 2-2-3-2 和表 2-2-3-1)。

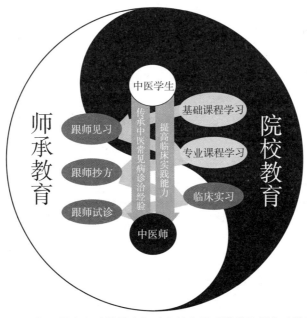

图 2-2-3-2　师承教育和院校教育相融合的中医现代学徒制人才培养方案

三、构建"跟师见习——跟师抄方——跟师试诊"五段三递进式中医学专业现代学徒制人才培养课程体系

1. 根据岗位需求和岗位任务,对接执业医师资格考试标准。通过中医现代学徒制自教育教学团队集体研讨,建立了"跟师见习——跟师抄方——跟师试诊"五段三递进式中医学专业现代学徒制人才培养课程体系,见图2-2-3-3。

表 2-2-3-1　人才培养进度

时间进度		学校学习	临床实践	
			跟师学习	医院实习
第一学年	第 1 学期	基础教育：完成中医基础、中医诊断、中药等课程	导师和学徒的选拔： 1. 遴选副高以上职称的纯中医且愿意授徒 25 名作为业师（导师） 2. 选择 50 名成绩优秀者作为徒弟学员 3. 举行双选会确立师徒关系，并在学校领导见证下行集体拜师仪式	
	寒假		1. 教学方式：寒假跟师见习 1 周 2. 学习任务：临床见习，了解接诊流程和医院管理制度 3. 考核：完成见习记录 5 份，心得体会 1 篇	
	第 2 学期	完成医古文、方剂、临床诊断技术等课程		
	暑假		1. 教学方式：跟师抄方 4 周 2. 学习任务：①熟悉导师的诊断技巧、常用方剂，初步了解导师擅长的 1 个重点病种的诊治及其用药处方；②在导师指导下，完成该病种的"中医内科学"课程学习 3. 考核：在导师的指导下学会收集案例，整理 15 份完整病案，完成心得体会 4 篇	

48

续表

时间进度		学校学习	临床实践	
			跟师学习	医院实习
第二学年	第3学期和第4学期前半期	专业教育:完成中医临床和西医临床课程	1. 教学方式:跟师抄方,寒假安排1周 2. 学习任务:熟悉导师的诊断技巧、常用方剂,初步了解导师擅长的1个重点病种的诊治及其应用方规律 3. 考核:在导师的指导下学会收集病案,整理10份仿真病案,完成心得体会1篇和读书笔记1篇	
	第4学期后半期		1. 教学方式:跟导师临床试诊学习8周 2. 学习任务:学习导师最擅长的1个病种的诊治经验,并开始运用 3. 考核方式:在导师的指导下学会收集案例,整理15份完整病案,完成心得体会5篇	
	第三学年		1. 教学方式:业余时间跟师学习,跟师时间不低于40天 2. 学习任务:熟练运用导师的经验诊治其最擅长的1个病种,并学习经典 3. 考核:完成20份病案,1份心得体会,2篇读书笔记,通过由行业学会组织的mini-CEX(迷你临床评估训练)测试 4. 学校制作并颁发结业证书	临床实习轮转

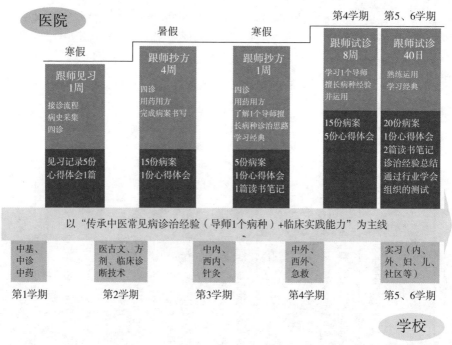

图 2-2-3-3　"跟师见习——跟师抄方——跟师试诊"五段三递进式培养课程体系

2. 增加跟师教学环节,突出"多临床"。新的人才培养方案增加了跟师学习的实践教学环节,跟师学习分为五个阶段,共计 18 周 90 天。实践教学学时占总学时比例从 52.29% 提高至 56.83%。具体见表 2-2-3-2。

表 2-2-3-2　现代学徒制班课程体系与普通班课程体系对比

	现代学徒制班课程体系	普通班课程体系
总学时	3 081	2 970
理论教学学时	1 330	1 417
实践教学学时	1 751	1 553
实践教学学时占总学时比例(%)	56.83	52.29

3. 新课程体系突出"早临床、反复临床"。新课程体系改变了常规"院校教育"中学生二年级才接触临床的情形,让临床实践前置,学生在第一学期结束后就跟师临床(见表 2-2-3-3),认识中药、参与诊疗、了解熟悉中医思维与辨证施治、见证中医药的神奇,使学生在接触中医的初始阶段便树立专业信心,从心底喜爱中医,为院校教育及院校后教育的中医之路奠定基石。

表 2-2-3-3 现代学徒制班课程体系与普通班课程体系"临床教学环节"对比

	第 1 学期	第 2 学期	第 3 学期	第 4 学期	第 5 学期	第 6 学期
现代学徒制班	跟师见习 1 周	跟师抄方 4 周	跟师抄方 1 周	跟师试诊 8 周	实习 + 跟师试诊 8 周	
普通班			临床见习	临床见习	实习	

同时,在每学期结束后都安排跟师学习(见表 2-2-3-3),通过反复临床,让学生带着问题去学习,同时又去解决问题。这种培养模式符合中医的发展及认知规律,中医药特色鲜明,更有利于实现中医人才的快速成长。

4. 整合了三门课程。整合中医四大经典为"中医经典理论",整合了中医内、妇、儿为"中医内科学",整合了针灸、推拿为"针灸推拿学"。具体见表 2-2-3-4。

表 2-2-3-4 整合课程一览表

整合前		整合后	
中医内科学(一)	68 学时	中医内科学(含妇科 / 儿科)	204 学时
中医内科学(二)	32 学时		
中医儿科学	51 学时		
中医妇科学	48 学时		
针灸学	68 学时	针灸推拿学	68 学时
推拿学	34 学时		
中医四大经典	80 学时	中医经典理论	80 学时

5. 完成了四门精品课和配套教材的建设。开发和建成了"老字号中药文化"精品课。"老字号中药文化"和"针灸推拿学"两门精品课已立项为重庆市教委精品在线课程。其余两门精品课已完成录制和资源建设。目前四门课都已上线。完成了四本配套校办教材的编写。具体见表 2-2-3-5。

表 2-2-3-5 精品课和配套教材一览表

精品课名称	精品课网址	配套教材
老字号中药文化	http://www.icve.com.cn/portalproject/themes/default/ uuceacgkqjlcg5rdlg7zla/sta_page/index.html？projectId= uuceacgkqjlcg5rdlg7zla	老字号中药文 化

精品课名称	精品课网址	配套教材
中医内科学	https://mooc1-2.chaoxing.com/course/200562278.html	中医内科学实践训练
针灸推拿学	http://mooc1.chaoxing.com/course/200320366.html	针灸推拿学
中医经典理论	https://mooc1-2.chaoxing.com/course/200331622.html	中医经典著作选读

6. 制订了一系列教学文件和资料。完成了现代学徒制培养计划、教学标准，编写了跟师手册、毕业实习手册、七门核心课程标准及实训大纲、mini-CEX测试内容和标准。

第四节　"六双"中医现代学徒制人才培养模式特点

"六双"中医现代学徒制人才培养模式特点如下。

1. 医院和学校初步实现了"双主体"，共同开展中医现代学徒制人才培养工作。

2. 医院和学校组建了"校外导师 + 校内导师"双导师队伍共同育人，校外导师侧重临床实操，校内导师侧重理论讲授。

3. 中医现代学徒制让学徒实现了"双身份"，既是学校学生，也是医院学徒。

4. 通过"双课程"——学校专业课程与医院跟师课程交替，弥补了院校教育和传统学徒制（师承教育）各自的不足，实现了"早临床、多临床、反复临床"的目标，增强学生学习中医的信心，深刻领悟中医思想的精髓，提高临床技能，带着问题学习，符合中医的发展及认知规律，中医特色鲜明，更有利于实现中医人才的快速成长。

5. 建立了校内外实训双基地，建立了由学校专业实训室和医院名中医导师工作室组成的中医现代学徒制学徒跟师学习双基地。

6. 中医现代学徒制学徒在完成学校专业学习和医院跟师学习后，可以领取"双证书"——毕业证书和出师证书。

具体见图 2-2-4-1。

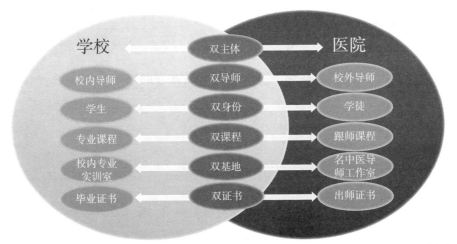

图 2-2-4-1 中医现代学徒制"六双"（双主体、双导师、双身份、双课程、双基地、双证书）人才培养模式

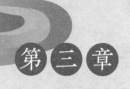

第三章
中医现代学徒制人才培养方案及核心课程标准

第一节　人才培养方案

一、专业名称、代码、招生对象、学制

专业名称　中医学
专业代码　630103k
招生对象　高中毕业学生
学　　制　3年

二、专业培养目标与就业面向

（一）培养目标

培养适应我国中医卫生事业发展需要，掌握中医基础理论、中医学专业知识和实践技能，能够运用中医辨证施治思想诊断治疗临床常见病、多发病，具有临床医学基础知识，适应中医临床一线工作需要，德、智、体、美等方面全面发展的高素质技术技能型人才。

（二）就业面向

1. 主体岗位　基层医疗卫生机构及养老机构，从事中医及中西医结合临床工作；在各级综合医院中医科、中医院从事中医临床一线工作。工作一年以后可考取中医助理执业医师，两年后可考取中医执业医师，或参加专升本考试，助理医师、执业医师的规范化培养。也可在康复机构及康复科室从事中医传统康复治疗，以及基层预防、保健等工作。

2. 发展岗位　医院管理、社区卫生管理；从事大健康行业，自主经营中医诊所、门诊部、医院、中医养生保健等。

三、专业培养要求

（一）知识要求

1. 掌握与中医学相关的人文、社会、自然科学的基本知识和科学方法,并用于指导自己的学习和医学实践。

2. 掌握中医学基础理论与基本知识。

3. 基本掌握中医治疗各种常见病、多发病的临床诊疗知识。

4. 熟悉中医"治未病"等预防医学知识及中医康复知识。

5. 熟悉现代医学的基础医学与临床医学知识,熟悉健康教育、疾病预防知识。

6. 熟悉基本的药理知识及临床合理用药原则。

7. 熟悉医学伦理学、循证医学的有关知识。

8. 熟悉预防医学知识,了解常见传染病的发生、发展、传播的基本规律及防治原则。

9. 了解国家卫生工作的方针、政策和法规。

（二）能力要求

1. 具有运用中医理论和技能全面、系统、正确地进行病情诊察、规范地采集病史和书写病历的能力,具有运用西医学知识和技能进行体格检查的能力。

2. 具有运用中医理论及方药对常见病、多发病进行初步辨证论治的能力。

3. 具有中医临床思维能力和运用中医理论进行语言表达的能力。

4. 具备对一般急症进行初步诊断、急救处理的能力。

5. 具备根据实际情况合理选择临床技术和方法、手段进行诊断、治疗的能力。

6. 具有对患者和公众进行健康生活方式、疾病预防等方面知识的宣传教育的能力。

7. 具有利用图书馆和计算机网络等现代信息技术研究医学问题及获取新知识与相关信息的能力。

8. 具有阅读中医古典医籍和运用一门外语初步阅读医学文献的能力。

9. 具有自主学习和终身学习的能力。

（三）素质要求

1. 具有科学的世界观、人生观和价值观,具有服务于国家、服务于人民的职业理想。志愿为中医事业的发展和人类的健康而奋斗。

2. 能够将预防疾病、驱除病痛、关爱患者与维护民众的健康利益作为自己的职业责任。具有高尚的医德风和优良的职业道德。

3. 能够尊重患者及家属,能够与患者及家属及时进行交流,具有沟通的意识与能力。

4. 在职业实践中能够重视医学伦理道德,发挥可用资源的最大效益。

5. 在工作中能够坚持依法行医,用法律保护患者和自身的权益。

(四)职业态度

本专业属服务人类健康的公益职业,要建立以人为本、救死扶伤的职业精神,要摒弃一切为了经济利益的职业态度;医学发展日新月异,需加强终身学习,提高自身医疗技术,更好地为大众服务。

四、人才培养模式

在行业主管单位领导下和行业学会指导下,院校双方共同参与,构建中医现代学徒制"六双"(双主体、双导师、双身份、双课程、双基地、双证书)人才培养模式。

导师和学徒的选拔:①遴选副主任中医师及以上职称的纯中医且愿意授徒的人员 25 名左右作为业师(导师);②选择 50 名左右热爱中医且成绩优秀的学生作为徒弟学员;③举行双选会确立师徒关系,并在学校领导见证下行集体拜师仪式。

五、课程体系设计

(一)设计思路

多方联动对重庆市基层医疗机构、区县级中医院的机构负责人和人事科负责人、临床一线中医师,采用现场访谈和调查问卷的形式,对中医学专业岗位需求、岗位能力、岗位任务进行调研。根据岗位需求情况,开展岗位职业能力、工作任务的分析,对接执业医师资格考试标准,确定学习领域,改革现有课程体系,整合现有课程内容,构建"跟师见习——跟师抄方——跟师试诊"五段三递进式中医学专业现代学徒制人才培养课程体系。

(二)课程体系结构表(表 2-3-1-1)

表 2-3-1-1　课程体系结构表

能力目标	模块名称	知识能力素质名称	课程名称(含课程、实习、实训)	学分
基本素质和能力教育	基本能力模块	身体素质	军训与国防军事理论教育	2
			体育	5
	基本素质能力模块	计算机能力	计算机应用基础	5

续表

能力目标	模块名称	知识能力 素质名称	课程名称 （含课程、实习、实训）	学分
职业能力 培养	行业通用能力 模块	中医辨证论治 思想、中医基 本知识	医古文	2
			中医经典理论	5
			中医基础理论 ※	4
			中药学	3
			方剂学 ※	4
			中医诊断学 ※	3
		西医学知识和 技能	解剖生理学	8
			病原生物与免疫学基础	2
			临床诊断技术	3
			药理学	2
			病理学	2
		人文素质	医学伦理学	1
			大学生职业发展与就业指导	1
	专业核心能力 模块	中医临床能力	中医内科学（包括儿科、妇科）	12
			中医外科学	3
			针灸推拿学 ※	4
	专业拓展能力 模块	西医临床能力	西医内科学 ※	5
			西医外科学	4
			急救医学	2
			预防医学	2
			传染病	2
素质拓展	科学人文素质 模块	科学与人文素 质	心理健康教育	1
			大学英语	5
			思想道德修养与法律基础	3
			毛泽东思想和中国特色社会主 义理论体系概论	3
			形势与政策	4

续表

能力目标	模块名称	知识能力 素质名称	课程名称 （含课程、实习、实训）	学分
综合能力 提升	顶岗实习训练 模块	临床实践技能	顶岗实习	32
师承教育	师承教育模块	常见病诊治能 力和诊治经验	跟师见习	1
			跟师抄方	4
			跟师试诊	8

六、核心课程介绍

（一）中医内科学（含中医妇科学和中医儿科学）

中医内科学是用中医理论阐述内科所属病证的病因病机及其证治规律的一门临床学科。它既是一门临床学科，又是学习和研究中医其他临床学科的基础。中医内科学是中医学学科的主干课程，它不仅继承了历代医家的学术思想和临床实践，同时又吸取了现代医学的新技术、新成果。它的学术水平在很大程度上反映了中医临床医学的学术水平。因此，在中医学科体系中占有极其重要的位置。

中医妇科学是运用中医学理论研究女性生理病理特点和防治女性特有疾病的一门临床学科。中医理论包括阴阳五行学说、脏腑经络学说、气血津液学说、病因病机、四诊八纲、辨证施治等。中医妇科学就是要运用这些基本理论，以整体观念为主导思想，系统地研究女性生理病理特点和特有疾病的病因、病机、症状、诊断、治疗和预防。授课方式采用理论与见习相结合，评价方式闭卷笔试。

中医儿科学是以中医学理论体系为指导，中国传统的中药、针灸、推拿等治疗方法为手段，研究自胎儿至青少年这一时期小儿的生长发育、生理病理、喂养保健，以及各类疾病预防和治疗的一门医学科学。中医儿科学荟萃了中华民族数千年来小儿养育和疾病防治的丰富经验，随着中医学的发展而逐步形成了自己的理论和实践体系。

（二）针灸推拿学

本课程主要介绍经络、腧穴、刺灸等针灸知识与技能，推拿诊断、治则、练功及手法等知识与技能，以及针灸推拿的临床应用。通过学习，使学生掌握有关经络、腧穴的基本知识，以及刺灸、推拿的基本技能，并能运用针灸、推拿理论与方法技术治疗临床常见病、多发病。

（三）西医内科学

主要讲授常见内科疾病的病因、发病机制、病理变化、临床表现、并发症、实验室和其他检查、诊断和鉴别诊断、治疗、预后和预防等,使学生能够掌握西医基本理论知识、基本思维方法和基本实际技能。授课方式采用理论与见习相结合,评价方式闭卷笔试。

（四）中医基础理论

中医基础理论课程既是中医的入门课,又是专业基础课,是关于中医学的基本理论、基本知识和基本思维方法的课程,也是阐释和介绍中医学的基本理论、基本知识和基本思维方法的课程。该课程为继续学习中医诊断学、中药学、方剂学、中医临床各科及中医经典著作奠定理论基础。中医基础理论课程所涉及的内容,是中医学理论体系的核心部分。学习和掌握该课程的内容,对认识中医学理论体系的全貌是极为重要的。授课方式采用理论讲授,评价方式闭卷笔试。

（五）方剂学

方剂学是阐明方剂配伍规律及临床运用的一门学科,是中医各专业必修的基础课程,起着沟通基础课与临床课的桥梁作用。本课程的主要任务是通过一定数量常用方剂的讲授,培养学生掌握方剂的组方原理和配伍规律及分析、运用成方和临证组织新方的能力,为学习中医临床课程奠定良好的基础。授课方式采用理论讲授,评价方式闭卷笔试。

（六）中医诊断学

中医诊断学是根据中医学的理论体系,研究诊察病情、判断病种、辨别证候的基础理论、基本知识和基本技能的一门科学。它是中医学各专业的一门专业基础课,是基础理论与临床各科之间的桥梁,为中医专业课程体系中的主干课程。授课方式采用理论与实训相结合,评价方式闭卷笔试。

七、学生德育综合素质

坚持育人为本,德育为先,把社会主义核心价值体系、实现民族复兴的理想和责任、中国特色社会主义道路自信、理论自信、制度自信、文化自信等融入人才培养全过程,强化学生职业道德和职业精神培养。把学生日常行为表现、集体观念、团队意识、遵章守纪等作为评价内容,充分挖掘各种育人资源,结合中医专业特点有意识、有目的地开展社区服务、暑期三下乡、社会实践活动、志愿者服务等丰富的第二课堂和社团活动,提升学生德育综合素质,增强社会责任感和使命感,增强适应社会、服务社会的能力,增强运用知识解决实际问题的能力,发展学生组织协调能力和创新意识,提高个人综合素质。

八、理论教学和实践教学说明

（一）理论教学

1. 课堂讲授　为了激发学生积极的情感体验和学习主体作用,培养主动的学习态度,在课堂教学过程中,利用多媒体、实物演示、角色扮演等多种手段设立课堂教学情景,将认知与情感、形象思维与抽象思维、教与学巧妙地结合起来,充分发挥课堂教学中学生的积极性、主动性和创造性,改变学生单纯接受知识的被动教育局面的一种教学方法。

2. 课堂讨论 利用启发提问、举病例等方法促进学生主动思考,积极提问,进行分组讨论或病例讨论,以加强对授课内容的理解和掌握。

3. 课后习题及作业 根据课堂教学内容,适当安排作业。对于某些重要内容,可以先让学生收集其相关资料进行分析,最后进行统一的讲座以加深理解。

(二)实践教学

1. 校内实训 根据教学内容和分组情况,在课堂上进行情景模拟训练,使学生在轻松愉快的教学氛围中掌握疾病的发生、演变、进展、处理的全过程,教会学生应用临床思维的方式分析病例,熟悉临床诊治过程中的具体实施方法,为今后的临床医疗工作奠定一定的基础。

2. 认知实习 根据工作的实际需求,安排常见病、多发病的实践教学。在课前将课堂内容及分组提前告知学生,使之做好预习,在教学过程中,重视学生在实践中表现出来的对教学内容的掌握程度,同时根据掌握程度的不同,对常见病、多发病的病因诱因、发病机制、影响因素、病史询问、临床表现、辅助检查及健康教育进行补充说明和详细讲解,使学生学会对常见病、多发病的初步诊断和治疗。

3. 跟岗实习 毕业实习前进行基本技能训练。毕业实习前进行临床技能强化训练,结束后进行相应的基础技能测试。安排在中医院或综合医院(二级甲等及以上)实习42周,其中中医内科(含门诊)16周、中医外科(含骨伤)8周、中医妇科4周、中医儿科4周、针灸推拿科4周、急诊科4周、跟师试诊2周。毕业实习期间,各科实习结束时进行出科考核,毕业实习结束时进行毕业实习鉴定,填写毕业实习手册。

4. 跟师 第一学期结束后寒假,跟师见习1周,了解接诊流程和医院管理制度,完成见习记录5份,心得体会1篇。第二学期结束后暑假,跟师抄方4周,熟悉导师的诊断技巧、用药用方,初步了解导师擅长的1个重点病种的诊治经验,在导师指导下,完成该病种的《中医内科学》学习,完成15份病案和4份心得体会。第三学期和第四学期,跟师抄方,共安排1周,熟悉导师的诊断技巧、用药用方,了解导师擅长的1个重点病种的诊治经验,完成5份病案、1份心得体会和1篇读书笔记。第四学期结束后,跟师试诊8周,学习导师最擅长的1个病种的诊治经验,并开始运用,完成15份病案和5份心得体会。实习轮转9个月时间内,利用业余时间跟师学习,跟师学习时间不低于40天,熟练运用导师的经验诊治其最擅长的1个病种,并学习经典,完成20份病案、1份心得体会、2篇读书笔记,对导师最擅长的1个病种的诊治经验进行总结,通过由行业学会组织的mini-CEX(迷你临床评估训练)测试。

九、专业证书要求

(一)应取得的专业证书

修满规定学分的学生,授予中医学专业专科学历毕业证书。

毕业工作一年后才有资格参加国家中医执业助理医师资格考试;获取助理医师资格后再工作两年,有资格参加国家中医执业医师资格考试,以取得执业医师资格证书。

(二)可获得的其他职业资格证书

学校期间学生可参加国家计算机、英语等级考试、职业技能鉴定,获得相应等级证书。

(三)出师证书

学校期间完成跟师任务,并通过出师考试,获得出师证书。

十、课程设置及学时、学分分配(表2-3-1-2~2-3-1-6)

表2-3-1-2 中医学专业(学徒制班)时间分配表(单位:周)

学年	入学、毕业教育	课堂教学	考试		机动	假期		岗前综合培训	岗位实习	跟师学习	合计
			上学期	下学期		暑假	寒假				
一	1	33(包括理论教育(含入学教育))	1	1	2	7				5	50
二		26	1	1	2	12				12	54
三	1				2	5		1	36		45
合计	2	72	4		6	29		1	36		149

表2-3-1-3 中医学专业(学徒制班)课程设置及授课学时、学分表

课程类型	课程编码	课程名称	学时	学分
公共基础课程	GA2013	军训与国防军事理论教育	72	2
	GB2002	思想道德修养与法律基础	51	3
	GB2001	毛泽东思想和中国特色社会主义理论体系概论	48	3
	GB2005	形势与政策(一)	16	1
	GB2006	形势与政策(二)	16	1
	GB2007	形势与政策(三)	16	1

续表

课程类型	课程编码	课程名称	学时	学分
公共基础课程	GB2008	形势与政策（四）	16	1
	AF2002	体育（一）	32	2
	AF2003	体育（二）	34	2
	AF2004	体育（三）	17	1
	AB2009	计算机应用基础（一）	48	3
	AB2010	计算机应用基础（二）	17	1
	AG2014	大学英语（一）	32	2
	AG2015	大学英语（二）	34	2
	GA2014	心理健康教育	17	1
专业课程	FB2024	中医内科学（含中医妇科学、中医儿科学）※ ▲	204	12
	FB2014	中医外科学▲	48	3
	FA2006	针灸推拿学 ※ ▲	68	4
	EB2017	西医内科学 ※ ▲	85	5
	EC2018	西医外科学▲	64	4
专业基础课程	FB2010	中医基础理论 ※ ▲	48	3
	FB2002	医古文	34	2
	FB2011	中医经典理论	80	5
	BG2016	中药学▲	48	3
	BG2001	方剂学 ※ ▲	68	4
	FB2020	中医诊断学 ※ ▲	48	3
	AC2006	解剖和生理学▲	136	8
	AA2003	病理学▲	34	2
	EB2009	临床诊断技术▲	51	3
	BC2008	药理学▲	34	2
限选课程		预防医学▲	32	2
		大学生职业发展与就业指导	17	1
		医学伦理学▲	17	1
		传染病学▲	34	2
		病原生物与免疫学基础	32	2
		急救医学▲	32	2

表 2-3-1-4 中医学专业（学徒制班）理论教学、实践、实习的学时和学分分配表

类别		学时	学分
校内理论教学		1 330	80.5
实践教学	校内实验·实训	379	20.5
	实习（含跟师）	1 372	49
		1 751	69.5
实践教学学时占总学时的百分比		56.83%	

表 2-3-1-5 中医学专业（学徒制班）必修课程教学进程表

教学形式	序号	课程代码	科目	课程类型	学分	学时分配			学分分配		开课学期和周学时				
						总计	理论	实践	理论	实践	一学年		二学年		三学年
											1学期 16周 (2周)	2学期 17周	3学期 17周	4学期 8周 (8周 跟师试诊)	36周 (跟师 岗位实习)
必修课	1	XA2001	军训与国防军事理论教育	B	2	72	16	56		2	2				
	2	GB2002	思想道德修养与法律基础	A	3	51	51	0	3			3			
	3	GB2001	毛泽东思想和中国特色社会主义理论体系概论	A	3	48	48	0	3		3				
	4	GB2005	形势与政策（一）		1	16	16	0	1		1				
		GB2006	形势与政策（二）		1	16	16	0	1			1			
		GB2007	形势与政策（三）	A	1	16	16	0	1				1		
		GB2008	形势与政策（四）		1	16	16	0	1					2	

续表

教学形式	序号	科目	课程代码	课程类型	学分	学时分配 总计	理论	实践	学分分配 理论	实践	一学年 1学期 16周	2学期 17周	3学期 17周	二学年 4学期 8周	8周	三学年 36周
	5	体育(一)	AF2002		2	32	0	32		2	2					
		体育(二)	AF2003	C	2	34	0	34		2		2				
		体育(三)	AF2004		1	17	0	17		1			1			
		计算机应用基础(一)	AB2009		3	48	24	24	1.5	1.5	3					
	6	计算机应用基础(二)	AB2010	B	1	16	0	16		1		2（前8周）				
必修课	7	大学英语(一)	AC2014	A	2	32	32	0	2		2					
		大学英语(二)	AC2015		2	34	34	0	2			2				
	8	心理健康教育	GA2014	B	1	17	15	2	1			1				
	9	解剖和生理学▲	AD2008	B	8	128	96	32	6	2	8					
	10	病理学▲	AA2003	B	2	34	28	6	1.5	0.5		2				
	11	临床诊断技术▲	EB2009	B	3	51	39	12	2	1		3				
	12	药理学▲	BC2008	B	3	51	45	6	3	1		3				
	13	中医基础理论※	FB2010	B	3	48	48		3		6（前8周）					

（二学年 8周：跟师试诊；三学年 36周：岗位实习）

续表

教学形式	序号	科目	课程代码	课程类型	学分	学时分配			学分分配		开课学期和周学时				
						总计	理论	实践	理论	实践	一学年		二学年		三学年
											1学期 16周	2学期 17周	3学期 17周	4学期 8周	36周
必修课	14	中药学▲	BG2016	B	3	48	40	8	3		3				
	15	方剂学※	BG2001	B	4	68	66	2	4			4			
	16	中医诊断学▲	FB2020	B	3	48	40	8	3		6（后8周）				
	17	中医内科学（含妇儿）※▲	FB2024	B	12	204	180	24	10	2			12		
	18	中医外科学▲	FB2014	B	3	48	40	8	2	1				6	
	19	针灸推拿学※▲	FA2006	B	4	68	48	20	2	2			4		
	20	医古文	FB2002	A	3	51	51		3			3			
	21	中医经典理论	FB2011	A	5	80	80		5					10	
	22	西医内科学※▲	EB2017	B	5	85	71	14	5				5		
	23	西医外科学▲	EC2018	B	4	64	40	24	3	1				8	
		合计			91	1541	1196	345	72	19					跟师试诊 8周 ／ 岗位实习
必修课合计		总学时1541（理论1196，实践345）总学分91（理论72，实践19）				周学时					28	25	23	13	
						各学期期学分					28	25	23	13	
						学期课程门数					10	11	5	4	

续表

教学形式	序号	科目	课程代码	课程类型	学分	学时分配 总计	理论	实践	学分分配 理论	实践	一学年 1学期 16周	2学期 17周	二学年 3学期 17周	4学期 8周	8周	三学年 36周
限选课	1	预防医学▲		B	2	34	26	8	1.5	0.5		2				
	2	大学生职业发展与就业指导▲		A	1	17	13	4	1	0			1			
	3	医学伦理学▲		A	1	17	15	2	1	0		1				
	4	传染病		B	2	34	26	8	2	0			2			
	5	病原生物与免疫学基础		B	2	34	30	4	1.5	0.5		2				
	6	急救医学▲		B	2	32	24	8	1.5	0.5				4（前8周）		
		合计			10	168	134	34	8.5	1.5						

限选课合计：总学时:168（理论134,实践34）　总学分:10（理论8.5,实践1.5）　学期开课周学时　各学期开课学分

必修课和限选课合计：总学时:1 709（理论1 330,实践379）　总学分:101（理论80.5,实践20.5）　学期开课周学时 28　28　28　15　各学期开课学分 28　28　28　15

教学形式	科目	课程类型	说明
校外实践 岗位实习	中医内科（含门诊）	C	学时336,学分12
	中医外科（含骨伤）	C	学时224,学分8
	中医妇科	C	学时112,学分4

4学期（后8周）：跟师试诊　三学年（36周）：岗位实习

续表

教学形式	序号	科目	课程代码	课程类型	学时分配 总计	理论	实践	学分分配 理论	实践	开课学期和周学时 一学年 1学期 16周	2学期 17周	二学年 3学期 17周	4学期 8周 / 8周	三学年 36周
校外实践	岗位实习	中医儿科		C						学时112,学分4				
		针灸推拿科		C							学时112,学分4			
		西医急诊科(社区卫生)		C								学时112,学分4		
	跟师学习	跟师见习		C									学时28,学分1	
		跟师抄方		C									学时112,学分4	
		跟师试诊		C										学时224,学分8
校外实践合计		总学时:1372;总学分:49												

备注:

1. 带"※"的课程为本专业核心课程。

2. 课程类型分为 A 类(纯理论课)、B 类(理论＋实践)、C 类(纯实践课),直接填写字母。

3. "军训与军事理论"含理论教学 16 学时,安排在军训期间晚上。实践环节按周计,计入总学分和总学时,但未计入周学时。

4. 需要技能成绩单列的课程必须对"理论"和"实践"的学分进行分配。

表2-3-1-6 中医学专业任选课程表

序号	科目	学分	学时数		
			总计	理论	实践
1	医学英语	2	36	30	6
2	医学心理学	2	36	30	6
3	传染病学	2	36	30	6
4	中医养生康复学	3	48	28	20
5	有机化学	2	36	24	8
6	生物化学	2	36	24	8
7	老字号中药文化课程	2	36	36	0
8	实用写作	2	34	20	14
9	电工学基础	2	34	20	14
10	高等数学（专升本）	4	68	68	
11	公共关系基础	2	34	34	
12	普通话应用	2	34	34	
13	演示文稿制作	2	34	10	24
14	文秘基础	2	34	34	
15	医疗器械常识	2	34	14	20
16	公关与礼仪	2	34	14	20
17	药品营销心理学	2	34	20	14
18	C程序语言设计	2	34	12	22
19	音乐欣赏	2	34	10	24
20	大学语文（专升本）	2	34	34	
21	文学欣赏	2	34	34	
22	中国传统文化概论	2	34	34	
23	计算机应用基础（专升本）	2	34	14	20

十一、成绩考核及毕业

本专业学生修满所规定必修课140学分（包括跟师13学分和实习36学分），限选课10学分，任选课10分，方可予以毕业。

十二、评价体系

（一）校内课程评价

注重课程学习的综合性评价，包括学习过程性评价和结果性评价。采用笔试、实作、讨论等形式,着重评价学生的基础知识、基本技能、学习态度、知识与技能应用能力和综合素质。必修课由任课老师在课程教学过程中根据每个学生上课、回答问题、课堂讨论、完成作业、实验及各种测验等学习情况进行综合评定,评定成绩采用百分制。

（二）实习评价

毕业实习期间,各科实习结束时进行出科考核,毕业实习结束时进行毕业实习鉴定,填写毕业实习手册,并完成毕业论文。

（三）跟师评价

医院主要监控学生的职业素质、学生的临床实践技能、学生的综合技能等,学校主要监控学生的实践技能、课程质量、跟师教学质量等。在现代学徒制导师选拔和最终考核等关键环节引入了行业学会第三方监控,确保现代学徒制培养质量。

（四）人才培养质量评价

由学校及院部两级督导、教师听课进行督导评教、同行评教,评价的内容包括教学态度、教学内容、教学方法、教学效果等。采用第三方评价,一是按照学院毕业生质量跟踪调查管理机制,开展对毕业生的跟踪调查;二是通过电话联系和发放调查问卷等方式,听取学生家长对我校人才培养质量的意见或建议;三是对用人单位进行毕业生的问卷调查与走访。侧重调查毕业生的敬业精神、岗位专业技能、吃苦耐劳精神、继续学习能力等。

第二节　中医基础理论课程标准

课程代码:FB2010　　　　　　　　　　课程类别:专业基础核心课

计划学时:48 学时

适用专业:中医学专业

先修课程:无

一、课程概述

（一）依据

依据为中医行业标准和中医学专业人才培养方案。

（二）课程的性质与地位

中医基础理论是中医学的专业基础课,是阐述中医学的基本理论和技能的综合性学科。是中医类学科的主干课程,也是临床其他各科的基础,在中医学专业中具有极其重要的位置,是必须学好的一门理论课(见表 2-3-2-1)。

表 2-3-2-1　本课程与其他课程的关系

序号	前期课程名称	为本课程支撑的主要能力
	无	无
	后续课程名称	需要本课程支撑的主要能力
1	中医诊断学	运用阴阳五行知识帮助学习四诊
2	中药学	运用阴阳知识辨别药物的四气五味
3	方剂学	运用藏象学说和阴阳学说理解组方用药
4	中医临床各科（内外妇儿）	为疾病诊治提供中医理论基础
5	见习、实习	中医临床实践的中医思维

（三）课程设计思路

中医基础理论课程既要求知识的一体性，又主要保留对实践技能有指导性作用的内容，对于原理性较强、对实践技能不具有指导作用的内容尽可能删减，以突出学科的实用性。

教学及实训大纲尽可能地降低理论性，增强针对性。重点内容需掌握、理解，非重点内容只要熟悉、了解即可。采取灵活多样的教学方法，安排病例讨论，鼓励为主、循循善诱，调动学生的学习积极性；充分利用多媒体的辅助教学手段，使必要的理论知识形象化、具体化，让学生在短时间内便能对所学内容理解透彻，既省时，又高效。

在教学过程中，强调先理解后记忆。中医基础理论是一门比较抽象的学科，理解记忆的程度直接影响到今后临床各科的学习效果。因此，教学活动自始至终要求加强理解与记忆，将抽象理论形象化、具体化作为重点教学环节。采用病案模拟教学、积极组织学生讨论，布置适量的作业，将这些内容的考核成绩纳入期末成绩评定中等方式，以提高学生对本课程重点内容的掌握。

增强师生交流的机会，注重学生非智力因素的培养。在教学过程中采取启发式、交互式等教学方法，尽可能发掘教学内容中有关培养学生非智力因素（如动机、兴趣、情感、意志、性格、理想、信念、价值观等）的结合点，有效地指导、组织和帮助学生进行自主学习，形成和发展学习能力。通过师生之间在课堂上及课后相互交流，激发学生主体意识和创新潜能，调动学生主观能动性，提高学生的学习效果，使学生的理论知识得到巩固。

（四）课程内容选取的依据

该课程是依据中医实践工作中经常涉及的项目并联系后续课程设置的。课程内容突出了对学生职业能力的训练，理论知识的选取紧紧围绕工作任务完成的需要来进行，同时又充分考虑了高等职业教育对理论知识学习的需要，融合了相关执业资格考试对知识、技能和态度的要求。

二、课程目标

(一) 总目标

以高等职业教育的培养目标为依据,突出"三基"(基本理论、基本知识和基本技能)和"五性"(思想性、科学性、先进性、启发性和实用性),教师按"三基""五性"精神进行教学,使学生获得较系统的中医基础理论知识,要求学生能够掌握中医学基础知识,并学会运用中医基础理论知识去认识疾病、指导诊断、治疗疾病。从而具有一定的开展基层医疗保健及预防工作的能力和一定的卫生管理和人际交往能力,并且具有严肃认真、实事求是的科学态度,良好的医德医风和职业素质。

(二) 分目标

1. 知识目标

(1) 掌握中医基础理论的学科体系、中医思维,熟悉发展概况及趋势。

(2) 掌握阴阳、五行学说知识,熟悉精气学说。

(3) 掌握精气血津液的概念、功能,熟悉精气血津液的关系。

(4) 掌握脏腑,形体与官窍,神与志的概念、功能,熟悉神志与脏腑气血的关系。

(5) 掌握十二经脉、奇经八脉的生理功能,经络学说在中医学中的应用,熟悉经络的概念和经络系统的组成及生理功能。

(6) 掌握体质的形成、生理变化、分类、应用知识,熟悉体质的概念。

(7) 掌握外感、内伤、病理产物性病因知识,熟悉其他病因。

(8) 掌握发病、基本病机、疾病演变知识。

(9) 掌握养生、预防、治疗、康复原则知识。

2. 素质目标

(1) 自学能力的培养:运用启发式教学方法,引导学生多思考、多提问题,培养自己找答案的能力。大课只讲授重点课题的重点和难点,以便适当减少讲课时数,给学生较充足的时间阅读教材及推荐有关参考资料,加强辅导及考核。学会借助中医药字典查阅参考资料。

(2) 观察、分析、综合和表达能力的培养:培养学生正确的中医思维。通过实训培养学生运用中医基础理论认识疾病,以培养学生的分析综合能力和表达能力。

三、教学安排

(一) 课程教学内容与学时安排(表 2-3-2-2)

表 2-3-2-2 课程教学内容与学时安排表

序号	项目	工作任务	活动情景与方法	教学资源	知识要求	技能要求	素质要求	学时
1	绪论	中医基础理论概述、学科体系,发展概况及趋势,中医思维	"教、学、做"于一体 教学方式:讲授法、比较法、前后联系法 教学模式:开放式、启发式 教学环境:实训室、教室配备多媒体及网络教学环境	教材、课件、图片、教学视频	掌握中医基础理论的学科体系、中医思维		1. 具备理解中医基础理论的学科体系、树立中医思维能力 2. 具备严谨和科学的态度、良好的工作作风 3. 具备自学能力,能不断地充实自己 4. 具备参加职业助理医师考试的基本知识和技能	2
2	哲学基础	精气学说 阴阳学说 五行学说	"教、学、做"于一体 教学方式:讲授法、比较法、前后联系法、病例法、角色扮演法、情景教学法 教学模式:开放式、启发式、病例讨论教学 教学环境:实训室、教室配备多媒体及网络教学环境	教材、课件、图片、教学视频、病例	掌握阴阳学说、五行学说	能够熟悉精气学说	1. 具备运用精气学说、阴阳学说认识与解释疾病的能力 2. 具备严谨和科学的态度、良好的工作作风 3. 具备自学能力,能不断地充实自己 4. 具备参加职业助理医师考试的基本知识和技能	6
3	精气血津液	精的概念及作用 气的概念及作用 血的主要生理功能 津液的主要生理功能 精气血津液的关系	"教、学、做"于一体 教学方式:讲授法、比较法、前后联系法、病例法、角色扮演法、情景教学法 教学模式:开放式、启发式、病例讨论教学 教学环境:实训室、教室配备多媒体及网络教学环境	教材、课件、图片、教学视频、病例	掌握精气血津液的概念及作用 病案讨论	能够熟悉精气血津液的关系	1. 具备运用精血津液理论认识与解释疾病的能力 2. 具备严谨和科学的态度、良好的工作作风 3. 具备自学能力,能不断地充实自己 4. 具备参加职业助理医师考试的基本知识和技能	6

续表

序号	项目	工作任务	活动情景与方法	教学资源	知识要求	技能要求	素质要求	学时
4	藏象	脏腑藏象概念,五脏六腑奇恒之腑的生理病理,形体官窍,形体、官窍与脏腑的关系,神与志,神志与脏腑气血的关系	"教、学、做"于一体；教学方式:讲授法、比较法、前后联系法、病例法、角色扮演法、情景教学法；教学模式:开放式、启发式、病例讨论教学；教学环境:实训室、教室配备多媒体及网络教学环境	教材、课件、图片、教学视频、病例	掌握脏腑形体与官窍,神与志的概念、功能	能够熟悉神志与脏腑气血的关系	1.具备运用藏象理论认识与解释疾病的能力　2.具备严谨和科学的态度,良好的工作作风　通过调能力,能不断地充实自己　3.具备自学能力,能不断地充实自己　4.具备参加职业助理医师考试的基本知识和技能	10
5	经络学说	十二经脉、奇经八脉,经络学说的生理功能,经络学说在中医学中的应用	"教、学、做"于一体；教学方式:讲授法、比较法、前后联系法、病例法、角色扮演法、情景教学法；教学模式:开放式、启发式、病例讨论教学；教学环境:实训室、教室配备多媒体及网络教学环境	教材、课件、图片、教学视频、病例	掌握十二经脉,奇经八脉,经络的生理功能,经络学说在中医学中的应用	能够熟悉经络的概念和经络系统的组成	1.具备运用经络学说认识与解释相关疾病的能力　2.具备严谨和科学的态度,良好的工作作风　通过调能力,能不断地充实自己　3.具备自学能力,能不断地充实自己　4.具备参加职业助理医师考试的基本知识和技能	2
6	体质	体质的形成,体质生理变化,体质的分类,体质学说的应用	"教、学、做"于一体；教学方式:讲授法、比较法、前后联系法、病例法、角色扮演法、情景教学法；教学模式:开放式、启发式、病例讨论教学；教学环境:实训室、教室配备多媒体及网络教学环境	教材、课件、图片、教学视频、病例	掌握体质的形成,体质的生理变化,体质的分类,体质学说的应用	能够熟悉体质的概念的分述	1.具备运用体质学说认识与解释相关疾病的能力　2.具备严谨和科学的态度,良好的工作作风　通过调能力,能不断地充实自己　3.具备自学能力,能不断地充实自己　4.具备参加职业助理医师考试的基本知识和技能	2

续表

序号	项目	工作任务	活动情景与方法	教学资源	知识要求	技能要求	素质要求	学时
7	病因	外感病因、内伤病因、病理产物性病因	"教、学、做"于一体 教学方式：讲授法、比较法、前后联系法、病例扮演法、角色扮演法、情景教学法 教学模式：开放式、启发式、病例讨论教学 教学环境：实训室 教室配备多媒体及网络教学环境	教材、课件、图片、教学视频、病例	掌握外感病因、内伤病因、病理产物性病因	能够熟悉其他病因	1. 具备运用病因学说认识与解释相关疾病的能力 2. 具备严谨和科学实事求是的态度，良好的工作作风 通过调沟能力和实事求是的沟通能力充实地武装自己 3. 具备自学能力，能不断地充实自己 4. 具备参加职业助理医师考试的基本知识和技能	8
8	病机	发病、基本病机、疾病演变	"教、学、做"于一体 教学方式：讲授法、比较法、前后联系法、病例扮演法、角色扮演法、情景教学法 教学模式：开放式、启发式、病例讨论教学 教学环境：实训室 教室配备多媒体及网络教学环境	教材、课件、图片、教学视频、病例	掌握发病、基本病机、疾病演变		1. 具备运用中医病机理论认识与解释常见疾病的能力 2. 具备严谨和科学实事求是的态度，良好的工作作风 通过调沟能力和实事求是的沟通能力充实地武装自己 3. 具备自学能力，能不断地充实自己 4. 具备参加职业助理医师考试的基本知识和技能	6
9	养生、防治与康复原则	养生原则、预防原则、治疗原则、康复原则	"教、学、做"于一体 教学方式：讲授法、比较法、前后联系法、病例扮演法、角色扮演法、情景教学法 教学模式：开放式、启发式、病例讨论教学 教学环境：实训室 教室配备多媒体及网络教学环境	教材、课件、图片、教学视频、病例	掌握养生原则、预防原则、治疗原则、康复原则		1. 具备运用中医养生、防治与康复原则指导对疾病的诊疗能力 2. 具备严谨和科学实事求是的态度，良好的工作作风 通过调沟能力和实事求是的沟通能力充实地武装自己 3. 具备自学能力，能不断地充实自己 4. 具备参加职业助理医师考试的基本知识和技能	2

（二）实验（实训、实践）内容安排表

（无）

四、教学实施

（一）师资要求

1. 专业教师应具备中医基础理论及相关医学知识和实践经验。

2. 教师能运用多种教学方法和教学手段组织教学，能指导学生进行正确的操作，并能对学生的操作过程与结果进行评价。

3. 专业教师能指导学生查阅资料，了解有关方面的最新进展。

4. 教师能主动学习教育心理学、大学教育理论，中医基础理论新知识、新技能，分析学生与教学，因人施教。

5. 加强师资培训，大力培养中青年教学骨干，职称、年龄结构进一步优化，并培养相应的学术带头人。

（二）教学硬件设施

1. 本课程组有多媒体教室及中医综合实训实验室2间，用于集中讲解、示范、练习，并可进行电化教学。

2. 配备有中医基础理论教学挂图、仿真模型。除能满足本院学生实训教学外，还可为行业进行在职继续教育培训。

3. 今后进一步完善教学设备，组织购买或录制中医基础理论多媒体教学录像、教学软件，整个实验室将根据需要继续改善扩充。积极开展网络课程建设，实现教学大纲、授课教案、习题、实验指导、参考文献目录等资源共享，突破以教为主的教学思想，淡化教师的教学活动，强调资源的概念，注重以学生为主体，增强学生主动学的思想，从而建立中医基础理论全新的教学模式。

（三）教材及参考资料（表2-3-2-3）

教材：陈刚、徐宜兵，中医基础理论，第4版，2018年，人民卫生出版社，国家卫生健康委"十三五"规划教材。

表2-3-2-3　相关参考资料目录

序号	目录	主编	出版社	版次
1	《中医基础理论难点解析》	孙广仁等	人民卫生出版社，2001	第1版
2	《中医基础理论》	何晓辉	人民卫生出版社，2005	第2版
3	《中医基础理论》	孙广仁	中国中医药出版社，2012	第1版
4	《中医基础理论难点解析》	孙广仁	中国中医药出版社，2001	第1版

续表

序号	目录	主编	出版社	版次
5	《走进中医》	唐云	广西师范大学出版社,2001	第1版
6	《中医百家药论荟萃》	王辉武	重庆出版社,1997	第1版

（四）教学方法

中医基础理论的教学包括理论课教学。理论教学中本课程采用引领式教学,在教师未系统讲解的前提下,让学生利用课余时间自学新知识,从中发现问题,解决问题,并带着问题听课,课堂采取授课形式,借助多媒体等教学手段,要求学生课堂上能结合教材内容,边听边记,主动思考,基本能理解和熟悉每次课的重点内容。

（五）教学评价

本课程考核采用形成性考核(课程各个学习情境的过程考核)与期末考评(课程考核)相结合的方法评价学生学习效果,体现职业能力培养要求。

1. 期末考核方式评价　中医基础理论试题的命题严格依照学校考试中心的要求进行,试题内容紧扣教学大纲的要求,具有较强的思考性与启发性;试题难度适中,区分度安排合理;命题科学、合理,严格注重考查学生的学习能力,考查学生是否掌握本学科重要的基本理论、基本知识,并能考查学生分析问题、解决问题的能力。期末考核采用闭卷笔试,题型包括填空题、选择题、名词解释、问答题及病例分析等传统题型,答题时限120分钟。

2. 教学过程评价　通过组织教师间互相听课和对学生随机进行问卷调查考察教学效果。通过课堂提问考核应知内容,通过实验操作过程考核技能的掌握情况。

3. 实训评价(无)

4. 课程成绩形成方式评价　期末总成绩采用三部分综合测评:(1)期末理论知识考核占70%。(2)中期测验成绩占20%。(3)对中医学专业的热爱、严谨的学习态度(表现在学习态度、教学纪律、出勤情况及课堂发言)占10%。

五、课程管理

（1）课程教学团队。

（2）责任人。

第三节　中医诊断学课程标准

课程代码：BG2001	课程类别：必修课

计划学时：48

适用专业：中医学专业（学徒制）

先修课程：中医基础理论、中药学

一、课程概述

（一）依据

依据行业标准和专业人才培养方案。

（二）课程的性质与地位

中医诊断学是根据中医学理论，主要研究诊察病情、判断病种、辨别病因、病机及证候的一门学科。它是中医学各专业的一门专业基础课，是中医基础理论与临床各科之间的桥梁课程，是中医专业课程体系中的主干课程。

本课程通过重点介绍四诊、辨证、辨病和病案书写四大内容，旨在让学生熟练掌握中医论断学的基础原理、基本原则、基本内容和基本方法，着力培养学生的诊断技能、辨证的思维能力和综合运用能力（见表2-3-3-1）。

表2-3-3-1　本课程与其他课程的关系

序号	前期课程名称	为本课程支撑的主要能力
1	中医基础理论	中医的生命观
2	中药学	中药的药性基础知识
	后续课程名称	**需要本课程支撑的主要能力**
3	方剂学	方剂配伍基础知识
4	中医内科学	内科病证诊治能力
5	中医妇科学	妇科病证诊治能力
6	中医外科	外科病证诊治能力

（三）课程设计思路

根据中医临床人才的培养目标，本课程有联结基础与临床的桥梁的学科特点，要重视"三基"的训练，重视理实一体教学法，大量使用多媒体展示，看与练的有机结合,才会让学生学好本门课程。

(四)课程内容选取的依据

通过前期岗位调研,与行业专家一起讨论,明确中医师工作任务的能力构成,确定理论教学内容和实践项目。

二、课程目标

(一)总目标

通过本课程的学习,可将中医学类大学专科学生培养为基层医疗机构中德才兼备的、具有创新能力的高级技术应用型人才。本着立足专科、兼顾执业医师资格考试,特制订本课程的教学培养目标。

本课程的教学培养目标是:通过课堂理论和实践教学,让学生熟练掌握临床岗位必需的中医诊断学的基础理论、基本知识和基本技能。

通过课堂内外对十项实习项目内容的强化训练,着力培养学生的诊疗技能、辨证的思维能力和技巧,以及从四诊到辨证、辨病的综合运用能力。

(二)分目标

1. 知识目标 掌握四诊、辨证、辨病和病案书写的基本理论、知识和技术。重点掌握四诊和辨证的基本概念、方法,临床表现和意义,证候分析和辨证要点。熟悉中医诊病的基本原理、基本原则、病名诊断的方法和住院病历体格检查内容。了解中医诊断学的发展简史、研究范围及相关现代研究。

2. 专业能力目标 具有熟练运用四诊知识和方法、技术接诊患者的能力;具备熟练综合处理病情资料的能力;能熟练运用7种常用的辨证方法和技巧,进行辨证的能力,包括证候分析、病机归纳与证名诊断的能力;具有初步进行辨病和病案书写的能力。

3. 方法能力和社会能力目标

(1)专业思想巩固,热爱并献身于中医事业。

(2)发扬救死扶伤的人道主义精神,加强医德医风教育,培养高尚的职业道德风尚。

(3)具有严谨求实的科学态度,具有勤奋好学、刻苦钻研、勇于实践、勇于创新的优良品质。

三、教学安排

(一)课程教学内容与学时安排(表 2-3-3-2)

表 2-3-3-2　课程教学内容与学时安排表

序号	项目	工作任务	活动情景与方法	教学资源	知识要求	技能要求	素质要求	学时
1	绪论	中医诊病基本原理和原则	课堂讲授	教材、图片、课件、板书	1. 掌握中医"诊断""证""病""诊法"等概念的含义,掌握中医诊断的基本原则 2. 熟悉中医诊断的基本原理、主要内容 3. 中医诊断学发展简史	具有理解和运用中医诊病基本原理和基本原则的能力	掌握理论知识	2
2	第一章 望诊	掌握望诊的知识、方法	课堂讲授、实践操作	教材、图片、课件、板书、舌诊实训	1. 掌握望诊的概念和注意事项;掌握望神、望色、望态、望形,望五官、望头面、望皮肤、望舌象的方法,观察内容、观察要点,临床表现及临床意义。重点掌握望神、失神、假神的观察要点和临床意义;色泽变化与五色主病的机制和特点;常见异常形体与姿态的表现及主病;正常舌象与常见舌象的表现及其一般临床意义 2. 熟悉望神诊病、望色诊病、望形诊病、望态诊病、望舌诊病的原理;熟悉望小儿指纹的方法、部位,观察要点,指纹变化的临床意义;舌的结构,舌面分布及舌诊注意事项 3. 了解望躯体、望四肢、望二阴,望排出物的基本方法和基本内容	1. 理解并记忆上述要求掌握和重点掌握的内容 2. 具有运用望诊知识、方法接诊患者和诊察病情的能力 3. 具有能够识别临床常见舌象的能力	掌握理论知识、实践操作	8

79

续表

序号	项目	工作任务	活动情景与方法	教学资源	知识要求	技能要求	素质要求	学时
3	第二章 闻诊	能运用闻诊方法诊察疾病	课堂讲授	教材、图片、课件、板书	1.掌握闻诊的概念、基本内容和基本方法。重点掌握咳嗽、喘、哮、呃逆、嗳气、喷嚏、谵语等的变化及其临床意义 2.熟悉等呼吸、语言、呕吐等声音的高低、强弱、清浊等变化及其意义 3.了解口气、汗、痰、二便、带下及病室之气的变化及其临床意义 【能力培养目标】 1.具有运用闻诊方法诊察疾病的基本能力 2.具有分析各种状态变化的临床意义和机制的能力	1.具有运用闻诊方法诊察疾病的基本能力 2.具有分析各种症状变化的临床意义和机制的能力	掌握理论知识	2
4	第三章 问诊	能运用问诊方法和技巧	课堂讲授	教材、图片、课件、板书	1.掌握问诊的概念、基本内容和主要方法、常见现在症的内容 2.熟悉问诊的注意事项、常见现在症的表现及临床意义 3.了解问诊的意义及发展简史	1.理解记忆中医"十问"的基本内容 2.具有熟练运用问诊方法和技巧诊察疾病的能力	掌握理论知识	6
5	第四章 切诊	掌握脉诊方法及张建脉象	课堂讲授、实践操作	教材、图片、课件、板书、脉诊实训	1.掌握脉象形成的原理、寸口诊脉的部位、方法和指法。脉象要素、平脉特征及意义。重点掌握常见病脉浮、沉、迟、数、虚、实、长、短、细、洪、微、濡、弱、弦、紧、	1.理解与记忆28种脉的脉象特征按诊的内容	掌握理论知识、实践操作	6

续表

序号	项目	工作任务	活动情景与方法	教学资源	知识要求	技能要求	素质要求	学时
					滑,涩,缓,弱,结,促等22种的脉象特征及临床意义。掌握按肌肤的方法,内容及临床意义,重点掌握按腹部辨疼痛,痞满,积聚的临床意义 2. 熟悉脉诊注意事项,平脉的生理性变异,病脉革,伏,牢,疾,动,散等脉象特征及临床意义及相兼脉的临床意义及按诊从舍的含义。熟悉按诊的其他方法及按手足,胸胁,腧穴的临床意义 3. 了解脉诊发展简史,遍诊法,三部诊法及真脏脉的概念;了解按诊的注意事项	2. 具有识别常见22种脉象的能力 3. 具有应用脉诊及按诊的知识与方法诊察疾病的能力		
6	第五章 八纲辨证	表里,寒热,虚实,阴阳辨证	课堂讲授	教材,图片,课件,板书	1. 掌握八纲辨证的概念,八纲各纲证候的概念。重点掌握表证与里证,寒证与热证的鉴别要点;虚证与实证,阴虚证,阳虚证,亡阴证,亡阳证的概念与临床表现 2. 熟悉八纲证之间的相兼,错杂,真假,转化关系,熟悉八纲辨证的意义 3. 了解半表半里证的基本概念和临床表现,各纲证型的证候分析	1. 理解记忆八纲辨证的基本内容和证候辨证 2. 能够分析各种候的病因病机并做出证名诊断 3. 具有初步学会对临床病例进行八纲辨证的能力	掌握理论知识	4

续表

序号	项目	工作任务	活动情景与方法	教学资源	知识要求	技能要求	素质要求	学时
7	第六章 病因辨证	外感、内伤、情志病因	课堂讲授	教材、图片、课件、板书	1. 掌握病因辨证的概念和基本内容,重点掌握外感六淫辨证、内伤七情辨证、劳伤辨证各证候的基本概念、临床表现、辨证要点及其机制 2. 熟悉疫疠病辨证的致病特点、临床表现及辨证要点 3. 了解食积辨证、虫积辨证、外伤辨证的临床表现及辨证要点	1. 理解记忆病因辨证的基本内容 2. 能够分析各证候的病因病机并做出证名诊断 3. 具有初步学会对实际病例进行病因辨证的能力	掌握理论知识	4
8	第七章 气血津液辨证	气血津液病因	课堂讲授	教材、图片、课件、板书	1. 掌握气血津液辨证的概念和基本内容,重点掌握气病辨证、血病辨证、津液病辨证和气血津液兼病辨证的基本概念、临床表现和辨证要点 2. 熟悉气血津液辨证及其兼病辨证各证的证候分析。熟悉气血津液辨证的实质是辨证候的原因和性质 3. 了解相关证候的鉴别要点,了解气血津液辨证的辨证意义	1. 理解与记忆气血津液辨证的概念与基本内容 2. 能够分析各证候的病因病机并做出证名诊断 3. 具有初步学会对临床病例进行气血津液辨证的能力	掌握理论知识	2
9	第八章 脏腑辨证	五脏六腑病证的表现及病机	课堂讲授、实践操作	教材、图片、课件、板书、辨证实训	1. 掌握脏腑辨证的概念、基本内容和各病机特点。重点掌握脏腑辨证与脏腑兼病辨证各证候的基本概念、临床表现及辨证要点	1. 理解并记忆脏腑辨证的基本概念及基本内容	掌握理论知识和实践操作	8

续表

序号	项目	工作任务	活动情景与方法	教学资源	知识要求	技能要求	素质要求	学时
					2. 熟悉脏腑辨证在各种辨证方法中的核心地位，熟悉脏腑辨证及脏腑兼病辨证各证候的成因及证候分析 3. 了解脏腑之间的发病关系	2. 能够分析各种证候的病因及病机并做出证名诊断 3. 具有初步学会运用脏腑辨证理论知识对临床典型病例进行辨证的能力		
10	第九章 其他辨证方法	三焦、六经、卫气营血辨证	课堂讲授	教材、图片、课件、板书	1. 掌握六经辨证、卫气营血辨证、三焦辨证的概念和内容，重点掌握三种辨证各证候的概念、临床表现，辨证要点，以及直中、传经、并病、合病、逆传的概念 2. 熟悉六经辨证、卫气营血辨证、三焦辨证的传变规律，以及各具体证候的证候分析 3. 了解六经辨证、卫气营血辨证、三焦辨证的代表证、成书年代，作者及其在辨证体系中的作用和地位	1. 理解并记忆六经辨证、卫气营血辨证、三焦辨证的基本内容和方法 2. 能够分析各种证候的病因病机并做出证名诊断 3. 具有运用六经辨证、卫气营血辨证、三焦辨证的方法诊察疾病的能力	掌握理论知识	2
11	第十章 诊断思路与方法	辨证思维的法则、方法和内容、步骤	课堂讲授	教材、图片、课件、板书	1. 掌握病情资料综合处理的要点，辨证的思维法则，辨证的逻辑思维，疾病诊断的概念、方法、适径和基本内容	1. 具有综合处理病情资料的能力	掌握理论知识	2

续表

序号	项目	工作任务	活动情景与方法	教学资源	知识要求	技能要求	素质要求	学时
					意义，辨证和辨病相结合的临床意义。重点掌握辨证的步骤和辨证的基本内容 2. 熟悉四诊与辨证，辨病的关系及其诊断的基本思路，病名诊断的方式 3. 了解正确对待中医病名的有关内容	2. 具有熟练运用辨证思维的法则、方法和内容，步骤进行辨证的能力 3. 具有运用辨病的理论进行辨病，并同步进行辨证与辨病的能力		
12	第十一章 病案书写	病案格式、内容和要求	课堂讲授、课堂讨论	教材、图片、课件、板书、病案实训	1. 掌握病案书写的概念与基本内容，中医病案书写通则，基本格式与要求及重点内容，住院病历体格检查的基本内容 2. 熟悉病案的标题名称使用规范，住院病案内容排列顺序及病案示例 3. 了解病案书写在诊疗活动中的作用和意义	1. 理解并记忆病案书写的基本格式、基本内容的基本要求 2. 具有初步进行体格检查的能力 3. 具有初步学会书写住院病历的能力	掌握理论、实践操作	2

（二）实验（实训、实践）**内容安排表**（表2-3-3-3）

表2-3-3-3　课程教学内容与学时安排表

序号	训练项目	考核指标	学时
1	练习区分不同舌象	掌握	2
2	脉诊实训	掌握	2
3	八纲及脏腑辨证实训	掌握	2
4	病案书写	掌握	2

四、教学实施

（一）师资要求

任课教师具有丰富的教学经验，熟练的专业操作能力，具有中医临床及教师双职称，大学本科以上学历。

（二）教学条件

建设有中医实训室6间，配备针灸人、按摩桌、中药标本室等价值20余万元的仪器、设备。

（三）教学资源（表2-3-3-4）

表2-3-3-4　相关参考资料目录

序号	目录	主编	出版社	版次
1	《中医诊断学》	马维平	人民卫生出版社，2014	第3版
2	《中医诊断学》	季绍良	人民卫生出版社，2002	第1版
3	《中医诊断学》	朱文峰	中国中医药出版社，2002	第1版
4	《中医诊断学》	朱文峰	上海科学技术出版社，1995	第1版

（四）教学方法

1. 理论教学　课程教学坚持贯彻以人为本的原则，采用多媒体课件、视频和其他电化教学手段为依托的课堂启发式教学。并让学生课外查阅相关资料，以学生集体课堂讨论为主的方法进行部分章节内容的学习，以增强学生收集信息、分析信息的能力，培养学生独立思考问题、解决问题的能力，有助于学生创新思维的培养。

2. 实践教学　恰当运用病案讨论法，模拟临床情景，培养辨证论治思维方式；课堂教学穿插临床见习，了解临床中医师的工作过程；采用中医传统教学法，即在寒暑假期安排学生进医院跟师临床抄处方；最后一年在医院住院部及门诊实习,全方位培养学生的中医内科临床处治能力。

（五）教学评价

本课程考核采用形成性考核(课程各个学习情境的过程考核)与期末考评(课程考核)相结合的方法评价学生学习效果,体现职业能力培养要求。

1. 期末考核方式评价　期末考核采用闭卷笔试,题型包括填空题、选择题、名词解释、问答题及病例分析等传统题型,答题时限 120 分钟。

2. 教学过程评价　通过组织教师间互相听课和对学生随机进行问卷调查考察教学效果。通过课堂提问考核应知内容,通过实验操作过程考核技能的掌握情况。

3. 实训评价

（1）校内实训:在校内的实训中心,与理论教学穿插进行。通过技能考核、实践报告、作业、阶段小测验等方式对学生进行评价,以平时成绩形式进行记录。

（2）校外实训:课间临床见习、顶岗实习。

4. 课程成绩形成方式评价

期末总成绩采用三部分综合测评:①理论知识与操作技能,占 70%;②平时成绩占 20%;③对专业的热爱、严谨的学习态度(表现在学习态度、仪态仪表、教学纪律、出勤情况及课堂发言),占 10%。

五、课程管理

（1）课程教学团队。

（2）责任人。

第四节　方剂学课程标准

课程代码:BG2001　　　　　　　　　课程类别:必修课

计划学时:68

适用专业:中医学专业(学徒制)

先修课程:中医基础理论、中医诊断学、中药学

一、课程概述

（一）依据

依据行业标准和专业人才培养方案。

（二）课程的性质与地位

方剂,是中医运用中药诊治疾病过程"理法方药"中极为重要的一环,方剂

学是中医学专业基础课程,学习的目的是让学生灵活掌握中药的配伍应用于临床的能力。它以前期"中医学"为基础知识,并与中医基础理论、中医诊断学共同构成中医学专业的基础课程,是进一步学习中医临床课程的基础,也为后续的临床学习和工作打下必须的基础。通过本课程的学习有助于培养具有较高素养的中医技术人员,使学生具备良好的职业素质及中医技术的专业知识与技能,能熟练运用中医技术对患者实施中药治疗(表2-3-4-1)。

表 2-3-4-1　本课程与其他课程的关系

序号	前期课程名称	为本课程支撑的主要能力
1	中医基础理论	中医学基础知识
2	中医诊断学	中医学诊断能力
3	中药学	方剂由药物配伍而成,药物是方剂的构成基础
	后续课程名称	需要本课程支撑的主要能力
4	中医内科学	内科用方
5	中医外科学	外科用方
6	中医儿科学	儿科用方
7	中医妇科学	妇科用方

(三)课程设计思路

本课程总体设计思路是,打破传统的以知识传授为主要特征的传统学科课程模式,转变为"以生命周期为主导,以工作过程为主线"组织课程内容,并让学生在完成具体的项目中学会完成相应的工作任务,并构建相关理论知识,发展职业能力。课程内容突出了对学生职业能力的训练,理论知识的选取紧紧围绕工作任务完成的需要来进行,同时又充分考虑了高等职业教育对理论知识学习的需要,融合了相关中医技术考试对知识、技能和态度的要求。项目设计以中医技术为线索来进行。与行业企业广泛深入合作,开发以岗位任务为引领的课程内容;强化了工学结合,建立任务驱动、项目导向的教学模式,突出教学过程的实践性、开放性和职业性。教学过程中,要通过学校与医院合作、校内实训基地建设等多种途径,采取工学结合形式,充分开发各种学习资源,为学生提供丰富的实践机会。教学效果评价采取过程评价与结果评价相结合的方式,通过理论与实践相结合,重点评价学生的职业能力。

(四)课程内容选取的依据

依据专业人才培养目标和行业标准、岗位需求、后续课程来定。

二、课程目标

（一）总目标

以高等职业教育的培养目标为依据，突出"三基"（基本理论、基本知识和基本技能）和"五性"（思想性、科学性、先进性、启发性和实用性），使学生全面、系统地掌握方剂学基础知识、应用技能，能较好地运用方药对患者实施整体治疗。强化应用训练，锻炼临床思维，使学生具有良好的方药学应用的基本技能，能熟练运用方药对患者进行综合性、广泛性的整体治疗。

（二）分目标

1. 知识目标

（1）明确方剂学在中医学中的地位及其重要性。

（2）理解治法与方剂的关系。熟悉常用治疗大法的有关理论和知识，掌握组方的基本结构和方剂组成变化的主要形式及其对功用主治的影响。了解有关方剂分类、剂型、用法等基本知识。

（3）教材中的方剂分为三级。一级方剂100首，要求学生全面掌握其组成、用法、功用、主治、方解及其主要加减变化，尤其要重视体现控制药物功效发挥方向的配伍技巧及常用配伍结构。二级方剂50首，要求学生熟悉其组成、功用、主治及其主要的配伍关系。三级方剂32首，要求学生了解其功用及主治病证。一级方剂及部份二级方剂要求背诵方歌。

2. 专业能力目标　前后联系对比。运用启发式和逻辑推理，掌握分析方剂的方法，培养组方能力和初步运用能力。结合实际，使理论和实践密切结合。对组成或主治相近似的方剂，进行分析比较，从比较鉴别中掌握其异同点，进而深入理解其配伍关系及其主治要点。每类方剂首先阐明其概念、适应范围、组方配伍原则及其注意事项等。然后对重点方剂进行理解掌握，特别是对其组成原理、配伍变化及功用、主治要熟透。

3. 方法能力和社会能力目标　能熟练掌握各种方剂功效，知晓不同方剂使用方法、配伍等。

（1）亲和力：有较好的语言沟通技巧，拉近与患者的距离。

（2）团结协作能力：具备协作精神，提高团队的工作效率。

（3）终身学习能力：能利用图书馆和网上资源主动学习、独立学习，以便在今后的工作中表现出强劲的后劲。

（4）教学辅导能力：能示范药方运用和进行讲解，能对患者及家属进行教育。

（5）组织管理能力：工作有计划、有条理、有序地运用方药。

（6）参与科研的能力：能在医师指导下协助收集资料，进行试验性治疗等。

三、教学安排

（一）课程教学内容与学时安排（表 2-3-4-2）

表 2-3-4-2　课程教学内容与学时安排表

序号	项目	工作任务	教学资源	活动情景与方法	知识内容	技能要求	素质要求	学时
1	绪论	方剂发展的历史阶段	教材、图片、课件、板书	课堂讲授、实践操作	方剂及方剂学的概念，方剂学形成和发展	了解方剂学概念，形成和发展概况以及各历史阶段的主要特点	刻苦勤奋，认真细致，严谨求实	1
2	绪论	方剂与证、法、药的关系	教材、图片、课件、板书、舌诊实训	课堂讲授、实践操作	方剂与证、法、药的关系	熟悉方剂与证、法、药的关系	刻苦勤奋，认真细致，严谨求实	1
3	绪论	方剂的分类	教材、图片、课件、板书	课堂讲授、实践操作	方剂的分类	了解历代方剂的分类方法及其代表著作	刻苦勤奋，认真细致，严谨求实	0.5
4	绪论	方剂的组成与变化	教材、图片、课件、板书	课堂讲授、实践操作	方剂的组成与变化	1. 掌握方剂"君臣佐使"的基本结构及含义 2. 熟悉方剂的三种变化形式，以及与方剂功效、主治的关系 3. 了解方剂的配伍目的	刻苦勤奋，认真细致，严谨求实	2
5	绪论	方剂的剂型	教材、图片、课件、板书	课堂讲授、实践操作	方剂的剂型	1. 熟悉掌握汤、散、丸、膏、酒等常用剂型的制剂与应用 2. 了解其他剂型的制剂与应用	刻苦勤奋，认真细致，严谨求实	0.5

续表

序号	项目	工作任务	教学资源	活动情景与方法	知识内容	技能要求	素质要求	学时
6	绪论	方剂的使用	教材、图片、课件、板书	课堂讲授、实践操作	方剂的使用	掌握方剂的使用	刻苦勤奋,认真细致,严谨求实	1
7	解表剂	主治、功用、适应证	教材、图片、课件、板书	课堂讲授、实践操作	辛温解表 辛凉解表	1. 掌握解表剂的分类、功用、适应证,以及麻黄汤、桂枝汤、九味羌活汤、小青龙汤、银翘散、桑菊饮、麻黄杏仁甘草石膏汤等方剂 2. 熟悉止嗽散、升麻葛根汤、败毒散 3. 了解香苏散、正柴胡饮、柴葛解肌汤、参苏饮、麻黄附子细辛汤	刻苦勤奋,认真细致,严谨求实	4
8	泻下法	主治、功用、适应证	教材、图片、课件、板书	课堂讲授、实践操作	寒下 温下 润下 逐水 攻补兼施	1. 掌握泻下剂的分类、功用、适应证,以及大承气汤、大黄牡丹汤、大黄附子汤、麻子仁丸等方剂 2. 熟悉温脾汤、十枣汤 3. 了解济川煎、黄龙汤	刻苦勤奋,认真细致,严谨求实	2
9	和解剂	主治、功用、适应证	教材、图片、课件、板书、辨证	课堂讲授、实践操作	和解少阳 调和肝脾 调和肠胃 表里双解	1. 掌握和解剂的分类、功用、适应证,以及小柴胡汤、四逆散、逍遥散、半夏泻心汤 2. 熟悉蒿芩清胆汤 3. 了解大柴胡汤、痛泻要方	刻苦勤奋,认真细致,严谨求实	4
10	清热剂	主治、功用、适应证	教材、图片、课件、板书	课堂讲授、实践操作	清气分热 清营凉血 清热解毒	1. 掌握清热剂的分类、功用、适应证,以及白虎汤、犀角地黄汤、导赤散、龙胆泻肝汤、泻白散、白头翁汤等方剂	刻苦勤奋,认真细致,严谨求实	7

续表

序号	项目	工作任务	教学资源	活动情景与方法	知识内容	技能要求	素质要求	学时
					清脏腑热 清热祛暑 清虚热	2. 熟悉竹叶石膏汤、清营汤、黄连解毒汤、清胃散、芍药汤、葛根黄芩黄连汤 3. 了解普济消毒饮、仙方活命饮、青蒿鳖甲汤		
11	温里剂	主治、功用、适应证	教材、图片、课件、板书	课堂讲授、实践操作	温中祛寒 回阳救逆 温经散寒	1. 掌握温里剂的分类、功用、适应证，以及理中丸、小建中汤、四逆汤、当归四逆汤等方剂 2. 熟悉吴茱萸汤、回阳救急汤 3. 了解阳和汤	刻苦勤奋、认真细致、严谨求实	5
12	补益剂	主治、功用、适应证	教材、图片、课件、板书	课堂讲授、实践操作	补气 补血 气血双补 补阴 补阳 阴阳双补	1. 掌握补益剂的分类、功用、适应证，以及四君子汤、补中益气汤、生脉散、四物汤、归脾汤、炙甘草汤、六味地黄丸、大补阴丸、肾气丸等方剂 2. 熟悉参苓白术散、玉屏风散、完带汤、当归补血汤、一贯煎 3. 了解八珍汤、左归丸、右归丸	刻苦勤奋、认真细致、严谨求实	6
13	固涩剂	主治、功用、适应证	教材、图片、课件、板书	课堂讲授、实践操作	固表止汗 敛肺止咳 涩肠固脱 涩精止遗 固崩止带	1. 掌握固涩剂的分类、功用、适应证，以及牡蛎散、四神丸、固冲汤、固经丸等方剂 2. 熟悉九仙散、金锁固精丸、易黄汤 3. 了解桑螵蛸散	刻苦勤奋、认真细致、严谨求实	2

续表

序号	项目	工作任务	教学资源	活动情景与方法	知识内容	技能要求	素质要求	学时
14	安神剂	主治,功用,适应证	教材,图片,课件,板书	课堂讲授,实践操作	重镇安神 补养安神	1. 掌握安神剂的分类,功用,适应证,以及朱砂安神丸,天王补心丹等方剂 2. 熟悉酸枣仁汤 3. 了解其他方剂	刻苦勤奋,认真细致,严谨求实	2
15	开窍剂	主治,功用,适应证	教材,图片,课件,板书	课堂讲授,实践操作	凉开 温开	1. 掌握开窍剂的分类,功用,适应证,以及安宫牛黄丸,苏合香丸等方剂 2. 了解紫雪,至宝丹	刻苦勤奋,认真细致,严谨求实	1
16	理气剂	主治,功用,适应证	教材,图片,课件,板书	课堂讲授,实践操作	行气 降气	1. 掌握理气剂的分类,功用,适应证,以及越鞠丸,枳实薤白桂枝汤,苏子降气汤,定喘汤,旋覆代赭汤等方剂 2. 熟悉半夏厚朴汤,天台乌药散,橘皮竹茹汤 3. 了解金铃子散	刻苦勤奋,认真细致,严谨求实	3
17	理血剂	主治,功用,适应证	教材,图片,课件,板书	课堂讲授,实践操作	活血祛瘀 止血	1. 掌握理血剂的分类,功用,适应证,以及桃核承气汤,血府逐瘀汤,补阳还五汤,温经汤,小蓟饮子,黄土汤等方剂 2. 熟悉复元活血汤,生化汤,桂枝茯苓丸,十灰散,咳血方	刻苦勤奋,认真细致,严谨求实	4
18	治风剂	主治,功用,适应证	教材,图片,课件,板书	课堂讲授,实践操作	疏散外风 平息内风	1. 掌握治风剂的分类,功用,适应证,以及川芎茶调散,大秦艽汤,羚角钩藤汤,镇肝息风汤等方剂	刻苦勤奋,认真细致,严谨求实	4

续表

序号	项目	工作任务	教学资源	活动情景与方法	知识内容	技能要求	素质要求	学时
						2. 熟悉小活络丹、天麻钩藤饮、大定风珠 3. 了解牵正散、消风散、玉真散		
19	治燥剂	主治、功用、适应证	教材、图片、课件、板书	课堂讲授、实践操作	轻宣外燥 滋阴润燥	1. 掌握治燥剂的分类、功用、适应证，以及杏苏散、桑杏汤、麦门冬汤、养阴清肺汤、百合固金汤等方剂 2. 熟悉清燥救肺汤 3. 了解增液汤、益胃汤	刻苦勤奋、认真细致、严谨求实	2
20	祛湿剂	主治、功用、适应证	教材、图片、课件、板书	课堂讲授、实践操作	化湿和胃 清热祛湿 利水渗湿 温化水湿 祛风胜湿	1. 掌握祛湿剂的分类、功用、适应证，以及平胃散、藿香正气散、茵陈蒿汤、八正散、五苓散、真武汤、独活寄生汤等方剂 2. 熟悉三仁汤、猪苓汤、防己黄芪汤、苓桂术甘汤 3. 了解甘露消毒丹、二妙散、连朴饮、当归拈痛汤、五皮散、实脾散、羌活胜湿汤、萆薢分清散	刻苦勤奋、认真细致、严谨求实	6
21	祛痰剂	主治、功用、适应证	教材、图片、课件、板书	课堂讲授、实践操作	燥湿化痰 清热化痰 润燥化痰 温化寒痰 治风化痰	1. 掌握祛痰剂的分类、功用、适应证，以及二陈汤、清气化痰丸、贝母瓜蒌散、苓甘五味姜辛汤、半夏白术天麻汤等方剂 2. 熟悉温胆汤 3. 了解小陷胸汤	刻苦勤奋、认真细致、严谨求实	4

续表

序号	项目	工作任务	教学资源	活动情景与方法	知识内容	技能要求	素质要求	学时
22	消食剂	主治、功用、适应证	教材、图片、课件、板书	课堂讲授、实践操作	消食化积　消痞行滞	1. 掌握消食剂的分类功用、适应证,以及保和丸、健脾丸等方剂 2. 了解消食剂其他方剂	刻苦勤奋、认真细致,严谨求实	1
23	驱虫剂	主治、功用、适应证	教材、图片、课件、板书	课堂讲授、实践操作	驱虫剂	1. 掌握驱虫剂的功用、适应证及乌梅丸 2. 了解驱虫剂的其他方剂	刻苦勤奋、认真细致,严谨求实	1
24	涌吐剂	主治、功用、适应证	教材、图片、课件、板书	课堂讲授、实践操作	涌吐剂	了解涌吐剂的功用、适应证,以及瓜蒂散	刻苦勤奋、认真细致,严谨求实	2
25	中成药	主治、功用、适应证	教材、图片、课件、板书	课堂讲授、实践操作	中成药发展过程　中成药使用知识　常用中成药	了解中成药发展过程 熟悉中成药使用知识 熟悉常用中成药	刻苦勤奋、认真细致,严谨求实	2

（二）实验（实训、实践）内容安排表（表2-3-4-3）

表2-3-4-3 课程教学内容与学时安排表

序号	训练项目	考核指标	学时
1	中药的传统煎煮法	掌握	2

四、教学实施

（一）师资要求

任课教师具有丰富的教学经验，熟练的专业操作能力，具有医师及教师双师型，大学及以上学历。

（二）教学条件

建设有中医实训室6间，配备按摩桌、中药标本，以及模拟中医四诊的现代化设备，价值100余万元。

（三）教学资源（表2-3-4-4）

表2-3-4-4 相关参考资料目录

序号	目录	主编	出版社	版次
1	《中药学》	杨丽	人民卫生出版社	第2版
2	《方剂学》	李冀	中国中医药出版社	第1版
3	《方剂学》	邓中甲	中国中医药出版社	第1版
4	《中医内科学》	肖振辉	人民卫生出版社	第1、2版
5	《方剂学》	王义祁	人民卫生出版社	第2、3版

（四）教学方法

1. 循序渐进，由浅入深，充分运用启发式的教学方式，重视加强逻辑推理的方法，重点讲授和课堂讨论相结合，以培养学生的分析能力和运用能力。

2. 充分利用声像教学，重视教学中的理论联系实际。对组成、功效、主治相近似的方剂，应注意前后内容的联系对比，引导学生在比较鉴别中掌握其异同点，进而能深入理解其相关内容并为以后能正确运用奠定坚实的基础。

3. 每类方剂应首先阐明其概念、适用范围、组方配伍的一般规律及其运用的注意事项等，然后对重点方剂进行系统讲授，特别是对其功用、主治、组方原理以及配伍技巧要讲深讲透,对部分方剂在剂量、剂型及用法方面有特殊要求者应重点强调。

(五)教学评价

本课程考核采用形成性考核(课程各个学习情境的过程考核)与期末考评(课程考核)相结合的方法评价学生学习效果,体现职业能力培养要求。

1. 期末考核方式评价

期末考核采用闭卷笔试,题型包括填空题、选择题、名词解释、问答题及病例分析等传统题型,答题时限 90 分钟。

2. 教学过程评价

通过组织教师间互相听课和对学生随机进行问卷调查考察教学效果。通过课堂提问考核应知内容,通过实验操作过程考核技能的掌握情况。

3. 实训评价

(1)校内实训:在校内的实训中心,与理论教学穿插进行。通过方剂组成技能考核、实践报告、作业、阶段小测验等方式对学生进行评价,以平时成绩形式进行记录。

(2)校外实训:课间临床见习、顶岗实习。

4. 课程成绩形成方式评价

期末总成绩采用三部分综合测评:(1)理论知识与操作技能,占 70%。(2)平时成绩占 20%。(3)对专业的热爱、严谨的学习态度(表现在学习态度、仪态仪表、教学纪律、出勤情况及课堂发言),占 10%。

五、课程管理

(1)教学团队。
(2)责任人。

第五节　中医内科学(含妇儿)课程标准

课程代码:FB2024　　　　　　　课程类别:必修课

计划学时:204

适用专业:中医学专业(学徒制)

先修课程:中医基础理论、中药学、方剂学、中医诊断学

一、课程概述

（一）依据

依据行业标准和专业人才培养方案制订课程。

（二）课程的性质与地位

中医内科学（含妇儿）是运用中医学理论阐述内（妇、儿）科所属病证的病因病机及其证治规律，并采用中医药治疗方法为主的一门临床学科。它以中医脏腑、经络、气血津液理论，以及中医的病因病机辨证学说等为指导，主要运用中药为工具治疗内（妇、儿）科疾病，系统地反映了中医辨证论治的特点，是中医学学科的主干课程，也是临床的基础，在中医专业中具有极其重要的位置，是必须学好的一门临床主课（表 2-3-5-1）。

表 2-3-5-1　本课程与其他课程的关系

序号	前期课程名称	为本课程支撑的主要能力
1	中医基础理论	中医学基础知识
2	中药学	中药学基础知识能力
3	方剂学	方剂由药物组成
4	中医诊断学	四诊及辨证方法
	后续课程名称	需要本课程支撑的主要能力
5	中医外科	诊治
6	临床实习	诊治

（三）课程设计思路

根据中医临床人才的培养目标，中医内科学（含妇儿）为临床学科，需要理论与实践相结合，重视动手能力的训练，因此，教学时要课堂理论学习与见习、实习相结合，多给予病案分析等练习的机会。

（四）课程内容选取的依据

通过前期岗位调研，与行业专家一起讨论，明确了中医师的工作任务和岗位职业能力构成要素，遂制订了本理论教学内容和实践的具体项目。

二、课程目标

（一）总目标

为了达到培养面向基层的德才兼备的高级中医临床应用型人才的总目标，学习本课程时，要通过理论和实践教学两个环节，通过课堂学习、病案分析,以及实习的强化训练,培养学生运用中医知识对临床内科、妇科、儿科常见病的辨证思维能力训练。让学生熟练掌握中医内、妇、儿科的基础理论、基本知识和基本技能,能基本处理中医内、妇、儿科临床的病证。还应立足专科层次,兼顾执业医师资格考试。

(二)分目标

1. 知识目标　掌握中医内、妇、儿科常见病证的病因病机、诊断、鉴别诊断、辨证论治、转归预后、预防与调摄等内容。

2. 专业能力目标

(1)熟练掌握中医内、妇、儿科基本理论和基本知识,正确诊断内、妇、儿科常见病、多发病,并具备对疑似病证的鉴别诊断能力。

(2)能运用中医内、妇、儿科的基本理论、基本知识对内科常见病、多发病进行辨证分析,拟定治法及选择主治代表方,并结合临床变化加减用药。

(3)会书写中医内、妇、儿科规范的门诊病历和住院病历。

3. 素质目标

(1)具有良好的医德医风。

(2)具有高度的责任心,关心、爱护、体贴患者。

(3)培养刻苦勤奋、认真细致、严谨求实的学习和工作态度,养成中医临床思维和综合分析的辨证论治思维习惯。

三、课程教学内容与学时安排

(一)教学安排

以学习项目来分配工作任务及安排学时(见表 2-3-5-2)。

(二)实验(实训、实践)**内容安排表**

见表 2-3-5-3。

四、教学实施

(一)师资要求

任课教师具有丰富的教学经验,熟练的专业操作能力,具有中医临床及教师双职称,大学及以上学历。

(二)教学条件

建设有中医实训室 6 间,配备针灸人、按摩桌、中药标本室等价值 20 余万元的仪器、设备。

(三)教学资源(含教材)

教材:《中医内科学》,陈建章主编,第 4 版,2018 年,人民卫生出版社,国家卫生健康委"十三五"规划教材(表 2-3-5-4)。

表 2-3-5-2　课程教学内容与学时安排表

内科部分

序号	项目	工作任务	活动情景与方法	教学资源	知识内容	技能要求	素质要求	学时
1	总论	内科的临证方法和步骤	课堂讲授、实践操作	教材、图片、课件、板书	1. 掌握中医内科学的定义、性质和范围，内科辨证论治原则和临证方法 2. 熟悉内科疾病的分类与命名，内科疾病中病、症、证的含义，内科常用治法 3. 了解中医内科学的发展简史、中医内科学的学习方法	能初步掌握内科的临证方法和步骤	刻苦勤奋、认真细致、严谨求实	4
2	第一章 肺病证	典型病例进行正确诊断和辨证施治	课堂讲授、实践操作	教材、图片、课件、板书	1. 掌握感冒、咳嗽、哮病、喘证、肺痈、肺痨、肺胀、肺系各病证的病名含义及临床特征，诊断要点与鉴别诊断，临床常见证型的证候特征、治法和方药 2. 熟悉上述各病症病因和病机、基本病机、病位、病性、辨证要点和治疗原则 3. 了解上述各病证的预防调护、病机转化和预后	能对临床常见肺系病证典型病例进行正确诊断和辨证施治	刻苦勤奋、认真细致、严谨求实	16
3	第二章 心脑病证	临床常见病例进行正确诊断和辨证施治	课堂讲授、实践操作	教材、图片、课件、板书	1. 掌握心悸、胸痹、眩晕、中风、不寐、痴呆、痫病、癫狂各病证的病名含义和临床特征，诊断要点及鉴别诊断，临床常见证型的证候特征、治法和方药 2. 熟悉上述各病证的病因和病机、基本病机、病位、病性、辨证要点和治疗原则 3. 了解上述各病证的预防调护和预后	能对心脑各病证临床常见病例进行正确诊断和辨证施治	刻苦勤奋、认真细致、严谨求实	16

续表

序号	项目	工作任务	活动情景与方法	教学资源	知识内容	技能要求	素质要求	学时
4	第三章 脾胃肠病证	临床常见病例进行正确诊断和辨证施治	课堂讲授、实践操作	教材、图片、课件、板书	1. 掌握胃痛、痞满、呕吐、呃逆、腹痛、泄泻、痢疾、便秘各病证的涵义及临床特点,诊断要点与鉴别诊断,临床常见证型的证候特征,治法和方药 2. 熟悉上述各病证的病因、基本病机、病位,病性,辨证要点和治疗原则 3. 了解上述各病证的预防调护及预后	能对脾胃肠病证临床常见病例进行正确诊断和辨证施治	刻苦勤奋,认真细致,严谨求实	18
5	第四章 肝胆病证	临床常见病例进行正确诊断和辨证施治	课堂讲授、实践操作	教材、图片、课件、板书	1. 掌握胁痛、黄疸、疟疾、积聚、鼓胀、瘿气、癫证、狂证、痫证、颤震各病证的涵义及临床特点,诊断要点与鉴别诊断,临床常见证型的证候特征,治法和方药 2. 熟悉上述各病证的病因、基本病机、病位,病性,辨证要点和治疗原则 3. 了解上述各病证的预防调护及预后	能对肝胆病证临床常见病例进行正确诊断和辨证施治	刻苦勤奋,认真细致,严谨求实	12
6	第五章 肾膀胱病证	临床常见病例进行正确诊断和辨证施治	课堂讲授、实践操作	教材、图片、课件、板书	1. 掌握淋证、水肿、癃闭、遗精、关格各病证的涵义及临床特点,诊断要点与鉴别诊断,临床常见证型的证候特征,治法和方药 2. 熟悉上述各病证的病因、基本病机、病位,病性,辨证要点和治疗原则 3. 了解上述各病证的预防调护及预后	能对肾膀胱病证临床常见病例进行正确诊断和辨证施治	刻苦勤奋,认真细致,严谨求实	6

续表

序号	项目	工作任务	活动情景与方法	教学资源	知识内容	技能要求	素质要求	学时
7	第六章 气血津液病证	临床常见病例进行正确诊断和辨证施治	课堂讲授、实践操作	教材、图片、课件、板书	1. 掌握郁证、痰饮、汗证、血证、消渴、虚劳、内伤发热的涵义及临床特点,诊断要点与鉴别诊断,临床常见证型的证候特征,治法和方药 2. 熟悉上述病证的病因、基本病机、病位,辨证要点和治疗原则 3. 了解上述病证的预防调护及预后	能对气血津液病证临床常见病例进行正确诊断和辨证施治	刻苦勤奋,认真细致,严谨求实	12
8	第七章 经络肢体病证	临床常见病例进行正确诊断和辨证施治	课堂讲授、实践操作	教材、图片、课件、板书	1. 掌握痹证、痿证、腰痛、颤证、厥证各病证的涵义及临床特点,诊断要点与鉴别诊断,临床常见证型的证候特征,治法和方药 2. 熟悉上述各病证的病因、基本病机、病位,辨证要点和治疗原则 3. 了解上述各病证的预防调护及预后	能对经络肢体病证临床常见病例进行正确诊断和辨证施治	刻苦勤奋,认真细致,严谨求实	8

儿科部分

序号	工作任务	知识教学目标	能力培养目标	教学内容	教学方法	学时
1	第一章 中医儿科学发展简史	1. 掌握中医儿科学的定义、性质和范围 2. 熟悉中医儿科学的发展阶段概况,中医儿科学各发展阶段	准确掌握中医儿科学的定义、性质和范围。把握中医儿科学在各时代发展阶段的概况,以及中医儿科学各发展阶段的主要学术理论。能举例说出	1. 中医儿科学的萌芽 2. 中医儿科学的形成 3. 中医儿科学的发展与成熟	1. 理论讲授 2. 利用教学影片、CIA课件	1

续表

序号	工作任务	知识教学目标	能力培养目标	教学内容	教学方法	学时
		的主要学术理论	中医儿科各发展阶段的部分代表医			
		3. 了解中医儿科各发展阶段的代表医家、代表作	家、代表作。能正确完成书写中医儿科病历			
2	第二章 中医儿科基础概要	1. 掌握小儿的年龄分期，小儿的生理特点	1. 能准确地对小儿的年龄进行分期，能掌握小儿的生理特点。能够完成对小儿体格检查及体温、脉搏、呼吸与血压测量，并做出基本判断；能够临床指导不同时期小儿的喂养与保健；能把握小儿神经、心理发育特点	1. 小儿年龄分期	1. 理论讲授结合示范操作	3
		2. 熟悉小儿体格生长特点，体温、脉搏，呼吸与血压基本值，小儿的分期喂养与保健		2. 小儿生长发育：体格生长、体温、脉搏，呼吸与血压、神经、心理发育	2. 利用教学影片、CIA 课件	
		3. 了解小儿神经、心理发育		3. 小儿生理特点，小儿的喂养与保健		
3	第三章 中医儿科临证概要	1. 掌握中医儿科病因特点，病理特点	1. 中医儿科病因特点，病理特点	1. 中医儿科病因特点，病理特点	1. 理论讲授结合临床见习和示范操作	2
		2. 掌握中医儿科望、闻、问、切的诊法要点	2. 中医儿科诊法：望诊、闻诊、问诊、切诊	2. 中医儿科诊法：望诊、闻诊、问诊、切诊	2. 利用教学影片、CIA 课件	
		3. 熟悉中医儿科用药特点，常用内治外治法	3. 中医儿科用药特点，常用内治方法，常用药物外治法	3. 中医儿科用药特点，常用内治方法，常用药物外治法		
		4. 了解中医儿科的其他疗法	4. 其他疗法	4. 其他疗法		
4	第四章 新生儿疾病	1. 掌握新生儿的分类、生理病理特点及基本护理	1. 能根据新生儿的具体情况进行分类，能说出新生儿的生理病理特点及基本护理要求	1. 新生儿的分类、生理病理特点及基本护理	1. 理论讲授	1
		2. 掌握胎黄、脐风、硬肿症的	2. 掌握胎黄、脐风、硬肿症的	2. 新生儿以及胎黄、脐风、	2. 观看有关新生儿与新生儿疾病的电	

续表

序号	工作任务	知识教学目标	能力培养目标	教学内容	教学方法	学时
		临床特征、辨证论治 3.熟悉胎黄、脐风、硬肿症的定义、病因病机与类似病证鉴别 4.了解胎黄、脐风、硬肿症的辅助检查、其他疗法以及调护与预防	2.对胎黄、脐风、硬肿症的病证能够进行正确诊断和中医辨证论治 3.能独立对胎黄、脐风、硬肿症的重证进行初步处理	硬肿症的概念 3.胎黄、脐风、硬肿症的病因病机与辨证论治 4.胎黄、脐风、硬肿症的辅助检查、其他疗法、调护和预防	教片,并组织病历讨论	
5	第五章 肺系病证	1.掌握感冒、乳蛾、咳嗽、肺炎喘嗽、哮喘的临床特征、辨证论治 2.熟悉感冒、乳蛾、咳嗽、肺炎喘嗽、哮喘的定义、病因病机与类似病证鉴别 3.了解感冒、乳蛾、咳嗽、肺炎喘嗽、哮喘的辅助检查以及调护与预防	1.对感冒、乳蛾、咳嗽、肺炎喘嗽、哮喘病证能够进行正确诊断和中医辨证论治 2.能独立对肺炎喘嗽、哮喘的重证进行初步处理	1.感冒、乳蛾、咳嗽、肺炎喘嗽、哮喘的概念 2.感冒、乳蛾、咳嗽、肺炎喘嗽的病因病机与辨证论治 3.感冒、咳嗽、肺炎喘嗽、哮喘的辅助检查,其他疗法,调护和预防	1.理论结合病案讲授 2.指导临床见习并组织病历讨论	12
6	第六章 脾胃系病证	1.掌握呕吐、泄泻、积滞、厌食、腹痛、鹅口疮、口疮的临床特征、辨证论治 2.熟悉呕吐、泄泻、积滞、厌食、腹痛、鹅口疮、口疮的临床特征、辨证论治	1.对呕吐、泄泻、积滞、厌食、鹅口疮、口疮病证能够进行正确诊断和中医辨证论治 2.能独立对泄泻、腹痛的重证进行初步处理	1.呕吐、泄泻、积滞、厌食、腹痛、鹅口疮、口疮的概念 2.呕吐、泄泻、积滞、厌食、腹痛、鹅口疮、口疮的	1.理论结合病案讲授 2.指导临床见习并组织病历讨论	12

续表

序号	工作任务	知识教学目标	能力培养目标	教学内容	教学方法	学时
		的定义、病因病机与类似病证鉴别 3. 了解呕吐、泄泻、积滞、厌食、痱证、腹痛、鹅口疮、口疮的辅助检查、其他疗法以及调护与预防	疮的病因病机与辨证论治 3. 呕吐、泄泻、积滞、厌食、痱证、腹痛、鹅口疮、口疮的辅助检查、其他疗法、调护和预防			
7	第七章 心肝系病证	1. 掌握惊风、痫证、夜啼、病毒性心肌炎的临床特征、辨证论治 2. 熟悉惊风、痫证、夜啼、病毒性心肌炎、注意力缺陷多动症的定义、病因病机与类似病证鉴别 3. 了解惊风、痫证、夜啼、病毒性心肌炎、注意力缺陷多动症的辅助检查、其他疗法以及调护与预防	1. 对惊风、痫证、夜啼、病毒性心肌炎、注意力缺陷多动症的病证能够进行正确诊断和中医辨证论治 2. 能独立对惊风、痫证的重证进行初步处理	1. 惊风、痫证、夜啼、病毒性心肌炎、注意力缺陷多动症的概念 2. 惊风、痫证、夜啼、病毒性心肌炎、注意力缺陷多动症的病因病机与辨证论治 3. 惊风、痫证、夜啼、病毒性心肌炎、注意力缺陷多动症的辅助检查、其他疗法、调护和预防	1. 理论结合病案讲授 2. 指导临床见习并组织病历讨论	4
8	第八章 肾系病证	1. 掌握水肿、遗尿、热淋的临床特征、辨证论治 2. 熟悉水肿、遗尿、热淋的定义、病因病机与类似病证鉴别	1. 对水肿、遗尿、热淋的病证能够进行正确诊断和中医辨证论治 2. 能独立对水肿的重证进行初步处理	1. 水肿、遗尿、热淋的概念 2. 水肿、遗尿、热淋的病因病机与辨证论治	1. 理论结合病案讲授 2. 指导临床见习并组织病历讨论	4

续表

序号	工作任务	知识教学目标	能力培养目标	教学内容	教学方法	学时
				3. 水肿、遗尿、热淋的辅助检查、其他疗法、调护和预防		
9	第九章 时行疾病	1. 掌握麻疹、风痧、丹痧、幼儿急疹、水痘、痄腮、顿咳、暑温、疫毒痢、手足口病的临床特征、辨证论治 2. 熟悉麻疹、风痧、丹痧、幼儿急疹、水痘、痄腮、顿咳、暑温、疫毒痢、手足口病的定义、类似病证鉴别 3. 了解麻疹、风痧、丹痧、幼儿急疹、水痘、痄腮、顿咳、暑温、疫毒痢、手足口病的辅助检查、其他疗法以及调护与预防	1. 对麻疹、风痧、丹痧、幼儿急疹、水痘、痄腮、顿咳、暑温、疫毒痢、手足口病的病证能够进行正确和中医辨证论治 2. 能独立对麻疹、风痧、丹痧、幼儿急疹、水痘、痄腮、顿咳、暑温、疫毒痢、手足口病的重证进行初步处理	1. 麻疹、风痧、丹痧、幼儿急疹、水痘、痄腮、顿咳、暑温、疫毒痢、手足口病的概念 2. 麻疹、风痧、丹痧、幼儿急疹、水痘、痄腮、顿咳、暑温、疫毒痢、手足口病的病因病机与辨证论治 3. 麻疹、风痧、丹痧、幼儿急疹、水痘、痄腮、顿咳、暑温、疫毒痢、手足口病的辅助检查、其他疗法、调护和预防	1. 理论结合病案讲授 2. 指导临床见习并组织病历讨论	6
10	第十章 小儿杂病	1. 掌握汗证、夏季热、五迟五软、紫癜、性早熟、蛔虫病的临床特征、辨证论治 2. 熟悉汗证、夏季热、五迟五软、紫癜、性早熟、蛔虫病的定义、病因病机与类似	1. 对汗证、夏季热、五迟五软、紫癜、性早熟、蛔虫病与蛔虫病的病证能够进行正确和中医辨证论治 2. 能独立对夏季热、性早熟、蛔虫病的重证进行初步处理	1. 汗证、夏季热、五迟五软、紫癜、性早熟、蛔虫病与蛔虫病的概念 2. 汗证、夏季热、五迟五软、蛔虫病与蛔虫病的病因病机与辨	1. 理论结合病案讲授 2. 指导临床见习并组织病历讨论	2

续表

序号	工作任务	知识教学目标	能力培养目标	教学内容	教学方法	学时
		病证鉴别 3. 了解汗证、夏季热、五迟五软、紫癜、性早熟、蛔虫病的辅助检查、其他疗法以及调护与预防		证论治 3. 汗证、夏季热、五迟五软、紫癜、性早熟、蛔虫病与病虫病的辅助检查、其他疗法、调护和预防		

妇科部分

序号	工作任务	知识教学目标	能力培养目标	教学内容	教学方法	学时
1	第1章	绪论	1. 能初步分辨妇科疾病和其他疾病 2. 能够根据不同历史时期的代表著作，查阅有关理论依据	1. 中医妇科学的定义与特点 2. 中医妇科学发展简史	1. 理论讲授 2. 利用教学影片、CIA课件	2
2	第2章	女性生殖生理	1. 具备分辨正常月经、诊断早期妊娠、识别妊娠期晚期孕妇是否临产、观察胎产褥期产妇是否恢复正常的能力 2. 能够正确表述胞宫、子门、阴道、阴户的位置和作用	1. 女性特有器官 2. 经带胎产的生理特点	1. 理论讲授结合示范操作 2. 利用教学影片、CIA课件	2
3	第3章	妇科疾病的病因病机	1. 具有辨别致病因素的能力 2. 能够分辨脏腑功能失常、气血失调、影响冲任，引起妇科病证的机理	妇科疾病的病因病机	1. 理论讲授结合临床见习和示范操作 2. 利用教学影片、CIA课件	2

续表

序号	工作任务	知识教学目标	能力培养目标	教学内容	教学方法	学时
4	第4章	妇科疾病的诊断与辨证	1. 能正确运用中医的四诊方法,全面搜集患者妇科病史资料,并以此为依据,分辨病变在脏,在腑,在气,在血和寒,热,虚,实属性 2. 能初步利用西医学妇科检查,常用辅助检查协助诊断妇科疾病	1. 妇科四诊特点(妇检) 2. 辨证要点	1. 理论讲授 2. 观看有关的电教片并组织病历讨论	2
5	第5章	妇科疾病的治疗	1. 具有依据妇科病常见证型,正确制订治疗原则,选用相应方,药的能力 2. 会根据病情选择相应外治法,并能进行正确的操作	调补脏腑,调冲任,督,带,胞宫,调控肾-天癸-冲任-胞宫生殖轴	1. 理论讲授 2. 利用教学影片,CIA课件	2
6	第6章	预防与保健	向女性开展卫生宣传教育,提供保健指导和医疗服务的能力	青春期,月经期,新婚期,孕期,产期,哺乳期,中年期,绝经期及老年期的卫生及保健知识	自学	0
7	第7章	月经病	1. 能运用中医基本知识和理论对月经病的常见病证进行辨证论治 2. 能够运用西医学有关知识和技能,对月经病的某些疾病协助诊断和治疗	月经先期,后期,后期,先后无定期,月经过多,过少,经期延长,闭经,崩漏,痛经	1. 理论结合病案讲授 2. 指导临床见习并组织病历讨论	8
8	第8章	带下病	能对带下病进行正确的诊断和辨证论治	带下过多,过少的诊断和鉴别诊断	1. 理论结合病案讲授 2. 指导临床见习并组织病历讨论	2
9	第9章	妊娠病	1. 能对妊娠期间常见病证进行辨证论治,结合西医学知识和技能对某些病证配合治疗	常见妊娠病治疗	1. 理论结合病案讲授	6

续表

序号	工作任务	知识教学目标	能力培养目标	教学内容	教学方法	学时
10	第10章	产后病	2. 能初步处理导尿位妊娠、堕胎、小产、子晕、子痫等痫证的急症 1. 能对产后常见病证进行辨证论治,结合西医学有关知识和技能对某些病证配合治疗 2. 能对产后血晕、产后子宫复旧不全症做处理	产后血晕发热腹痛缺乳恶露不绝	2. 指导临床见习并组织病历讨论 1. 理论结合病案讲授 2. 指导临床见习并组织病历讨论	6
11	第11章	妇科杂病	能对妇科杂病的常见病证进行辨证论治,能用西医学有关知识和技能对常见妇科杂病配合进行治疗,以提高疗效	癥瘕、不孕、阴痒、盆腔炎、脏躁	1. 理论结合病案讲授 2. 指导临床见习并组织病历讨论	6
12	第12章	计划生育	1. 会进行计划生育宣传教育 2. 能指导女性合理选择避孕措施	避孕的原理及宫内节育器	自学	0
13	第13章	女性生殖系统的解剖与生理	能运用西医妇科学的女性生殖系统的解剖和生理知识,帮助临床诊断和确定治疗原则	1. 女性骨盆结构 2. 女性生殖系统解剖 3. 女性生殖系统生理	1. 理论讲授 2. 利用教学影片、CIA课件	2
14	第14章	妊娠生理与产前检查	1. 能诊断妊娠 2. 能对孕妇进行产前检查,会计算预产期	1. 胎儿及附属物的形成及功能 2. 妊娠期母体的变化 3. 妊娠诊断及检查	1. 理论讲授结合临床见习和示范操作 2. 利用教学影片、CIA课件	4

表 2-3-5-3 课程教学内容与学时安排表

序号	项目	训练项目	考核指标	学时
1	内科实训	肺系病案讨论	掌握辨证思维	2
2	内科实训	心脑系病案讨论	掌握辨证思维	2
3	内科临床见习	临床见习	掌握辨证思维	2
4	内科实训	脾胃系病案讨论	掌握辨证思维	2
5	内科实训	肝胆肾系病案讨论	掌握辨证思维	2
6	内科实训	气血津液经络病案讨论	掌握辨证思维	2
序号	项目	训练项目	考核指标	学时
1	儿科实训	小儿体格生长指标的测量	掌握儿科常规检查	1
2	儿科实训	小儿肺系疾病胸部听诊特点	掌握儿科常规检查	1
3	儿科实训	临床病例模拟（病案分析）	掌握疾病处治	2
4	儿科临床见习	儿科常见病临床见习	掌握疾病处治	2
序号	项目	训练项目	考核指标	学时
1	妇产实训	月经病病案讨论	掌握疾病处治	2
2	妇产实训	带下病病案讨论	掌握疾病处治	2
3	妇产实训	妊娠病病案讨论	掌握疾病处治	2

表 2-3-5-4 相关参考资料目录

序号	目录	主编	出版社	版次
1	《中医内科学》	陈建章	人民卫生出版社,2014	第3版
2	《中医内科学》	周仲瑛	中国中医药出版社,2003	第1版
3	《中医内科学》	张伯臾	上海科学技术出版社,1984	第1版
4	《中医内科学》	田德禄	人民卫生出版社,2002	第1版
5	《中医内科学》	张克敏	科学出版社,2001	第1版

（四）教学方法

1. 理论教学 课程教学坚持贯彻以人为本的原则,采用多媒体课件、视频和其他电化教学手段为依托的课堂启发式教学。并让学生课外查阅相关资料,进行部分章节内容以学生集体课堂讨论为主的方法,以增强学生收集信息、分析信息的能力,培养学生独立思考问题、解决问题的能力,从而有助于学生创新思维的培养。

2. 实践教学 恰当运用病案讨论法,模拟临床处治,培养辨证论治思维方式;课堂教学时穿插临床见习,见习临床中医师的工作过程;采用中医传统教学法,即在寒暑假期安排学生进医院跟师临床抄处方;最后一年在医院住院部及门诊实习,全方位培养中医内科临床处治能力。

（五）教学评价

本课程考核采用形成性考核(课程各个学习情境的过程考核)与期末考评(课程考核)相结合的方法评价学生学习效果,体现职业能力培养要求。

1. 期末考核方式评价

期末考核采用闭卷笔试,题型包括填空题、选择题、名词解释、问答题及病例分析等传统题型,答题时限120分钟。

2. 教学过程评价

通过组织教师间互相听课和对学生随机进行问卷调查考察教学效果。通过课堂提问考核应知内容,通过实验操作过程考核技能的掌握情况。

3. 实训评价

（1）校内实训:在校内的实训中心,与理论教学穿插进行。通过技能考核、实践报告、作业、阶段小测验等方式对学生进行评价,以平时成绩形式进行记录。

（2）校外实训:课间临床见习,寒暑假抄方见习,顶岗实习。

4. 课程成绩形成方式评价

期末总成绩采用三部分综合测评:(1)理论知识与操作技能,占70%。(2)平时成绩占20%。(3)对专业的热爱、严谨的学习态度(表现在学习态度、仪态仪表、教学纪律、出勤情况及课堂发言),占10%。

五、课程管理

（1）课程教学团队。

（2）责任人。

第六节　针灸推拿学课程标准

课程代码:FA2006　　　　　　　　课程类别:考试

计划学时:68学时

适用专业:中医学专业(学徒制)

先修课程:正常人体解剖学、中医基础理论、中医诊断学

一、课程概述

（一）依据

针灸推拿学是以中医理论为指导,研究经络、腧穴及刺、灸、推拿方法等理

论,探讨运用针、灸、推拿等法防治病症规律的一门学科。它的产生、形成和发展在中国经历了漫长的时间,是医疗实践经验和中国古代人文哲学思想及其他自然科学知识的结合与总结。此独特的外治疗法具有适应证广、效果显著、经济安全等优点,普遍为世人所接受。它是世界医学中的一门重要学科。中医针灸推拿技术的生命力在于临床疗效。针灸推拿治疗范围广泛,据不完全统计,针灸推拿治疗的病种涵盖 16 类病谱、计 461 个病种。对于肌肉骨骼和结缔组织系统、神经系统、消化系统和泌尿生殖系统、眼和附器、精神和行为障碍、皮肤和皮下组织疾病,其治疗效果尤为突出。对于多种难治性疾病、原因不明性疾病、体质性疾病与心因性疾病,亦可成为有力的治疗和辅助治疗手段。目前,世界上已有 140 多个国家和地区正在应用和研究针灸推拿疗法治疗各种疾病,全世界相关从业人员逾数十万。针灸推拿事业发展迅速,已成为世界医学的重要组成部分。本课程的开展为培养并向世界输送更多的具备针灸推拿专业技能的综合型中医人才,具有十分重要的作用。

(二)课程的性质与地位

针灸推拿学是以中医理论为指导,运用针刺、艾灸及推拿等方法来防治疾病、康复保健的一门综合学科,是运用传统与现代科学技术研究经络、腧穴、操作技能、治疗法则、作用机制及防治疾病规律的一门学科,是中医学的重要组成部分,是中医及相关专业的必修课程之一(表 2-3-6-1)。

表 2-3-6-1　本课程与其他课程的关系

序号	前期课程名称	为本课程支撑的主要能力
1	正常人体结构与功能	经络腧穴的解剖位置、体表标志等
2	中医基础理论	气血津液学说、藏象学说等
3	中医诊断学	中医诊法及辨证论治

(三)课程设计思路

针灸推拿学是中医学专业的临床课。本学科的教学目的是使学生系统学习中医学基本理论基础,掌握有关经络和腧穴基本知识及刺灸、推拿的基本技能,以便运用针灸推拿的方法治疗常见病、多发病。

本课程的教学任务主要分为三部分。第一部分为基础篇,主要讲解针灸推拿学的形成与发展、经脉的循行、主治概要、腧穴的定位、主治及腧穴的针灸操作方法,并做划经点穴的实践练习。第二部分技能篇,主要讲解刺灸方法中的毫针刺法、灸法、拔罐法、其他刺法及各种推拿手法等,并进行实践操作练习。第三部分为治疗篇,主要讲解针灸推拿的治疗作用、原则、辨证方法、特定穴的应用及临床治疗的配穴处方。

（四）课程内容选取的依据

通过岗位调研，与行业专家一起进行岗位职业能力分析，明确中医师的工作任务，结合国家助理执业中医师考试大纲要求，确定理论教学内容和实践项目。

二、课程目标

（一）总目标

通过本课程的学习，使学生系统学习中医学基本理论基础，掌握有关经络和腧穴基本知识及刺灸的基本技能，以便运用针灸的方法治疗常见病、多发病。

（二）分目标

1. 知识目标 掌握针灸推拿学的基本概念、定义、常规对象和内容；常用腧穴的定位、主治与刺灸推拿操作方法；临床常见针灸推拿病证的诊治方法及常见预防性针灸推拿操作方法。

熟悉经脉循行、病候、主治概要，推拿基本知识、手法的基本要领。

了解针灸学的起源与发展，以及推拿练功的基本方法。

2. 专业能力目标 熟练掌握常用刺灸的实践操作方法；熟练掌握推拿手法的技巧，能操作推拿常规基础手法、复合手法及成套手法。

能正确运用刺灸法及常规推拿手法对临床各科常见病证进行辨证施术。

能应用针灸推拿学知识进行预防疾病、康复保健，具有进一步获取和更新针灸推拿相关知识的能力。

3. 方法能力和社会能力目标 具有自我控制、管理及评价（自我、他人）能力；具有时间管理能力。

具有一定的再学习、自我学习的能力；具备查新检索与获取新信息的能力。

具有合理决定和制订工作计划的能力，一定的就业、创业能力，可持续发展能力。

具有较强的分析和处理问题的能力。

具有良好的医德医风，有爱心、耐心，对患者同情、尊重与关爱。

具有健康的心理素质和良好的身体素质，具有社会责任心和自信心。

具有团队协作能力、组织协调能力。

具有口头表达能力、人际沟通能力，创造和谐工作环境的能力。

具有相关法律法规的运用能力。

三、教学安排

(一)课程教学内容与学时安排(表2-3-6-2)

表2-3-6-2　课程教学内容与学时安排表

序号	项目	工作任务	活动情景与方法	知识要求	技能要求	素质要求	学时	
							理论	实训
1	绪论	起源与发展 历代医家及著作 近现代研究状况		掌握针灸推拿学的概念和历代主要医家的著作及对针灸推拿学的贡献 了解针灸推拿学的起源与发展		专业思想巩固,热爱中医事业;具有严谨求实的工作态度,高尚的医疗道德和良好的职业素质,善于与患者沟通,对患者满爱心,有较强的责任心;具有认真求实、勤奋好学,刻苦钻研,勇于实践,善于自学的品质	2	0
2	经络腧穴总论	经络系统的组成 经络的作用和临床应用 腧穴的分类及命名 腧穴的治疗作用 腧穴的主治规律 特定穴 腧穴的定位方法	讲授法 讨论法 任务驱动法 直观演示法 实践操作练习法	掌握经络的基本概念、经络系统的组成;十二经脉的体表分布、走向、流注及交接规律;腧穴概念、分类、定位方法,特定穴的意义和分类及腧穴的作用、主治规律 熟悉经络与脏腑、阴阳及腧穴的关系和经络的功用,以及腧穴在诊断上的应用 了解经络学说的形成与发展;腧穴的发展、腧穴的命名	能正确画出十二经脉的循环流注图 能熟练运用腧穴定位方法		16	6
3	经络腧穴各论	十二经脉及腧穴 奇经八脉及腧穴		掌握常用腧穴(100个左右)的定位、主治特点及刺灸方法	能熟练在人体上点出常用腧穴			

续表

序号	项目	工作任务	活动情景与方法	知识要求	技能要求	素质要求	学时理论	学时实训
		经外奇穴		熟悉常用腧穴的类别、配伍及经脉在体表的大体循行；了解各经起止穴				
4	针灸技术	毫针刺法 灸法 拔罐法 其他刺法 耳针、头针		掌握毫针的针刺方法；灸法的分类及操作；拔罐法的操作方法；电针、穴位注射法的操作方法；常用耳穴、标准头穴线的定位；熟悉针刺补泻及针灸宜忌；灸法、拔罐法、电针法、穴位注射法的适应范围及注意事项；耳针、头针的适应证及临床应用；了解毫针的结构、规格；灸法的材料及制作	熟练掌握进针、行针的操作；灸法、拔罐法的操作；具有预防和初步处理针刺异常情况的能力；熟练掌握耳针、头皮针的操作方法		12	6
5	推拿技术	推拿的作用原理及常用诊断方法 推拿功法 推拿技术		掌握各类基本手法的动作要领和操作技能，以及各类手法在人体各部位的运用；熟悉推拿手法的定义及基本要求；了解推拿手法的命名原则和分类方法	具有熟练应用推拿常规基础手法、复合手法、成套手法的操作技能		6	4

续表

序号	项目	工作任务	活动情景与方法	知识要求	技能要求	素质要求	学时 理论	学时 实训
6	针灸推拿治疗总论	针灸治疗原则、配穴处方 推拿治疗的原理、原则		掌握针灸的治疗原则;针灸处方基本规律和具体应用方法;特定穴的临床意义及应用方法;推拿临床治疗原理及治疗原则 熟悉八纲辨证、脏腑辨证、气血辨证及经络辨证在针灸临床上的应用;推拿常用的诊断方法 了解针灸推拿的治疗作用	具有正确运用八纲辨证、脏腑辨证、气血辨证和经络辨证在临床上进行辨证的能力 能正确运用针灸推拿的治疗原则治疗临床常见病证		4	0
7	针灸推拿治疗各论	常见病证的针灸推拿治疗		掌握临床常见病证的辨证及针灸治疗处方 熟悉临床常见病证的概念、病因病机;其他内科病证的概念、辨证及针灸治疗处方 了解临床常见病证的预后、预防、调护及其他疗法;其他内科病证的病因病机	正确运用针灸推拿知识和技术对临床常见疾病的诊治能力		8	2
8	期末技能考试						0	2

（二）实验（实训、实践）内容安排表（表2-3-6-3）

表2-3-6-3 课程教学内容与学时安排表

序号	项目	训练项目	考核指标	学时
1	腧穴总论	腧穴的定位方法	能熟练运用腧穴的定位方法	6
2	经络腧穴各论	1. 任脉、督脉常用腧穴的定位 2. 十二正经常用腧穴的定位 3. 常用奇穴的定位	能正确点出100个左右常用腧穴的定位	
3	针灸技术	1. 毫针刺法的操作练习 2. 灸法、拔罐法的操作练习 3. 电针、穴位注射法的操作练习 4. 常用耳穴、头穴线的定位及耳针、头针的操作练习	1. 能熟练进行针、灸、拔罐、耳针及头皮针的操作 2. 能对针刺异常情况进行预防和处理 3. 能正确点出常用耳穴及标准头皮线的定位	6
4	推拿技术	常用推拿手法的操作、动作要领	能熟练进行临床常用手法的操作	4
5	治疗各论	临床常见病证的辨证分型、刺灸操作及推拿操作	能正确选穴配穴，对临床常见病证进行针灸推拿治疗	2
6	期末技能考试		常用腧穴的定位 常用刺灸方法、推拿手法的操作 常见临床病证的针灸推拿治疗操作	2

四、教学实施

（一）师资要求

任课教师具有丰富的教学经验，熟练专业操作能力，具有双师型、本科以上学历。

（二）教学硬件设施

建有中医实训室6间，配备针灸人、按摩桌等价值20余万元的仪器、设备。

（三）教材及参考资料（表2-6-6-4）

教材:《针灸学》(第3版)，汪安宁，人民卫生出版社，2014.07;《推拿学》(第

4 版),郭翔,人民卫生出版社,2018.07。

表 2-3-6-4 相关参考资料目录

序号	目录	主编	出版社	版次
1	《针灸学》	徐恒泽	人民卫生出版社	1
2	《针灸学》	石学敏	中国中医药出版社	1
3	《针灸学》	孙国杰	上海科技出版社	1
4	《推拿学》	严隽陶	中国中医药出版社	1
5	《推拿学》	范炳华	中国中医药出版社	1
6	《推拿学》	罗才贵	上海科学技术出版社	

（四）教学方法

1. 启发式教学方法 通过提问、设疑等方式,深入浅出,引导学生牢固掌握一些基本的知识点。

2. 互动式教学 采用互动式教学,充分发挥学生在教学过程中的主动性和积极性,学生深入钻研教材作为教学主体,教师答疑解惑点评指导。

3. 形象教学

（1）采用视听教材,使教学形象、生动,大大提高了教学效果。

（2）多媒体教学:制作教学课件,使学生能够比较直观的接受知识。教学更生动活泼,增加教学信息量,提高学生兴趣。

（3）实践教学

1）加强课堂操作训练:在讲授各种刺灸方法的原理、操作要领之后,进行操作示范,接着将学生分组操作训练,及时纠正其不规范的操作。课程结束时进行实践考核。

2）开设临床见习:在教学课时允许的情况下,增加临床见习,使学生在亲眼目睹各种刺灸方法及推拿手法的临床应用时,增强感性认识,加深对教学内容的理解。

3）坚持课外练习:指导学生平时坚持练习,使其针刺手法、艾灸及推拿操作更熟练规范。

4）强化训练:在临床实习之前,组织并指导学生进行临床常用刺灸方法、推拿手法的岗前培训并进行考核。

（五）教学评价

考核种类:操作考试和闭卷考试。

考核命题：

操作考试：每位考生随机抽取 5 个穴位名称，逐一指出穴位的定位，并说明其归经、主治。取穴范围：面部 1 个、上肢 1 个、下肢 1 个、腰背 1 个、胸腹 1 个。每位考生随机抽取一种刺灸方法及一种推拿操作手法，要求在之前所抽取的腧穴中选择合适的穴位或部位进行操作。

闭卷考试：单选题、多选题、填空题、简答题及病例分析。

考试时间：学习结束后。

计分方法：学分制，考试合格即获得本门课程学分。考试分数为百分制，10% 为平时成绩，包括实训报告、学生小讲课、课堂提问、课堂讨论等；70% 为期末考试卷面成绩；20% 为操作考试成绩。

五、课程管理

（1）课程教学团队。

（2）责任人。

六、其他说明

1. 本大纲主要适用于三年制专科中医学专业（学徒制班）教学。

2. 授课顺序，根据具体情况可做适当调整，但应保持课程基本体系完整。

3. 课时分配，在规定的学时范围内，讲授和实践的比例可做适当调整。

4. 本课程的实验，宜分小班进行示教操作，然后学生分小组相互练习，老师巡回指导。

5. 本课程的实验内容要求，应按针灸技能训练教程的实习指导循序进行。

第七节　西医内科学课程标准

课程代码：EB2012　　　　　　　　课程类别：专业核心课

计划学时：85 学时

适用专业：中医学（学徒制班）

先修课程：文化基础课（包括大学英语、计算机应用基础等），医学基础课（包括解剖生理学、病理学等），通用临床课程（临床诊断技术、西医外科学等）

一、课程概述

(一) 依据

中医学专业是培养适应我国中医卫生事业发展需要,掌握中医基本知识,能够运用中医辨证施治思想和中医常见病诊治经验,诊断治疗中医临床常见病、多发病,适应基层医疗机构的高素质技术技能型人才。

(二) 课程的性质与地位

西医内科学是临床医学中的核心学科,临床医学的共性诊断与治疗思维,集中表达在西医内科学中。在临床实践中,内科疾病最为常见,因此学生学好西医内科学不仅对学习、掌握其他学科有所裨益,而且能满足大多数患者的需要。学生应以基础医学和临床诊断技术为基础,在复习、巩固解剖、生理、病理和临床诊断技术等课程的同时,学习西医内科学这门课程。在学习中应注意理论联系实际、循序渐进、自学为主的原则,通过思考,发现问题,分析问题,不断提高解决问题的能力。

通过本课程的学习,有助于培养较高素养的内科工作人员,使学生具备良好的职业素质及内科的专业知识与技能,能熟练运用内科临床诊疗知识和技能,防治内科常见病,处理常见的内科急重病症,能对个体、家庭及社会进行健康指导与卫生宣教,帮助与促进全民身心健康。通过对内科学教材的学习,学生能够了解职业规划思想,分析社会与职业发展趋势并找到职业发展方向,具有一定的卫生管理和人际交往能力;具有严肃认真、实事求是的科学态度,良好的医德医风和职业素质;能够建立职业归属感,便于顺利适应角色,毕业时达到本专业的岗位任职要求(表 2-3-7-1)。

表 2-3-7-1 本课程与其他课程的关系

序号	前期课程名称	为本课程支撑的主要能力
1	解剖生理学	熟悉人体各系统结构、生理
2	病理学	熟悉常见内科疾病病理表现
	后续课程名称	需要本课程支撑的主要能力
3	中医专业学生的临床实习	与内科疾病相关的诊疗技术
4	内科用药指导	与内科疾病相关的临床用药
5	各种最新进展讲座	内科疾病诊疗技术的最新进展

（三）课程设计思路

其总体设计思路是,打破传统的以教师传授知识为主要特征的传统学科课程模式,转变为"以学生为主导,以增强学生能力为中心"的教学模式,并让学生在完成具体的项目中学会完成相应的实践操作,并构建相关理论知识,发展职业能力。为培养学生课程的兴趣,增强他们学习的能动性和积极性,为今后的实际工作打下坚实的基础,根据学科的特点,合理安排实验内容,重点突出,学会将询问病史、体格检查、实验室及辅助检查所获得的资料进行评估、诊断、计划、实施和评价。做到理论联系实际,在加深理解课堂教学内容的基础上,初步掌握临床基本技能项目。采取小班教学形式,根据实验指导要求,合理运用"角色扮演"或"模拟操作"等方法,借助幻灯、录像、多媒体和案例分析等教学手段,培养学生独立思考的能力。要求学生通过实验课能对课堂讲授内容加深理解并记忆。实验设计以内科学为线索来进行,突出教学过程的实践性、开放性和职业性,充分开发各种学习资源,为学生提供丰富的实践机会。教学效果评价采取过程评价与结果评价相结合的方式,通过理论与实践相结合,重点评价学生的职业能力。

（四）课程内容选取的依据

该课程是依据内科实践工作中及助理中医师考试中经常涉及的项目并联系后续课程设置的。课程内容突出了对学生职业能力的训练,理论知识的选取紧紧围绕工作任务完成的需要来进行,同时又充分考虑了高等职业教育对理论知识学习的需要,并融合了相关执业资格证书对知识、技能和态度的要求。

二、课程目标

（一）总目标

以高等职业教育的培养目标为依据,突出"三基"（基本理论、基本知识和基本技能）和"五性"（思想性、科学性、先进性、启发性和实用性）,教师按"三基""五性"精神进行教学,使学生获得较系统的内科学理论知识及实践技能,要求学生能够掌握内科学基础知识,描述内科常见病的病因、临床特点、诊断、鉴别诊断及防治措施,并学会运用临床诊疗知识和技能,防治内科常见病,处理常见的内科急重病症。从而具有一定的开展基层医疗保健及预防工作能力和一定的卫生管理和人际交往能力,并且具有严肃认真、实事求是的科学态度,良好的医德医风和职业素质。

（二）分目标

1. 知识目标

（1）掌握呼吸系统疾病的诊断知识,熟悉病因和好发因素。

（2）掌握循环系统疾病的诊断知识，熟悉病因和好发因素。

（3）掌握消化系统疾病的诊断知识，熟悉病因和好发因素。

（4）掌握泌尿系统疾病的诊断知识，熟悉病因和好发因素。

（5）掌握血液和造血系统疾病的诊断知识，熟悉病因和好发因素。

（6）掌握内分泌系统疾病、代谢疾病的诊断知识，熟悉病因和好发因素。

（7）掌握风湿性疾病的诊断知识，熟悉病因和好发因素。

（8）掌握神经系统疾病的诊断知识，熟悉病因和好发因素。

（9）掌握精神疾病的诊断知识，熟悉病因和好发因素。

2. 专业能力目标

掌握静脉穿刺的规范操作，能熟练地进行头皮静脉、股静脉及颈静脉的穿刺操作。

掌握骨髓穿刺、胸腔穿刺、腰椎穿刺技术。具备内科危急重症的初步救治能力，能正确判断病情并做出正确处理。

3. 素质目标

（1）自学能力的培养：运用启发式教学方法，引导学生多思考、多提出问题及解决问题。大课只讲授重点课题的重点和难点，以便适当减少讲课时数，给学生较充足的时间阅读教材及有关参考资料，加强辅导及考核。

（2）观察、分析、综合和表达能力的培养：培养学生正确的临床思维。通过临床见习、实习，培养学生收集整理临床资料、观察病情要点，找出病例特点，根据病例特征提出诊断、鉴别诊断、制订诊疗方案。有计划地组织见习及实习生的临床病例讨论及科内疑难病例讨论，培养学生的综合分析能力和表达能力。

（3）临床独立诊治患者能力的培养：在教师指导下，逐步让学生参加临床实践。在临床实习中，教师要求学生认真及深入地管好自己的患者，学会细致的观察患者，培养学生初步发现问题，通过请教教师或参考专业图书来解决问题的独立工作能力，掌握内科常见病的诊治方法及常用诊疗操作技术。

（4）外语能力的培养：学会借助字典查找英语参考资料。

三、教学安排

（一）课程教学内容与学时安排（表 2-3-7-2）

表 2-3-7-2　课程教学内容与学时安排表

序号	项目	工作任务	活动情景与方法	教学资源	知识要求	技能要求	素质要求	学时
1	呼吸系统疾病	呼吸系统常见疾病诊断、治疗	"教、学、做"于一体教学方式：讲授法、比较法、前后联系法、病例法、角色扮演法、情景教学法教学模式：开放式、启发式、病例见习教学环境：实训室、教室配备多媒体及网络教学环境；医院见习呼吸科	教材、课件、图片、教学视频、病例	掌握呼吸系统常见疾病的病因、临床表现、诊断及治疗方法	能够熟悉呼吸系统常见疾病的特点并加以鉴别	1. 具备对呼吸系统常见疾病的诊疗能力 2. 具备严谨和科学的态度，良好的沟通协调能力和实事求是的工作作风 3. 具备自学能力，能不断地充实自己 4. 具备参加执业助理医师考试的基本知识和技能	14
2	循环系统疾病	循环系统常见疾病诊断、治疗	"教、学、做"于一体教学方式：讲授法、比较法、前后联系法、病例法、角色扮演法、情景教学法教学模式：开放式、启发式、病例讨论教学环境：实训室、教室配备多媒体及网络教学环境；医院见习心脏科	教材、课件、图片、教学视频、病例	掌握循环系统常见疾病的病因、临床表现、诊断及治疗方法	能够熟悉循环系统常见疾病的特点并加以鉴别	1. 具备对循环系统常见疾病的诊疗能力 2. 具备严谨和科学的态度，良好的沟通协调能力和实事求是的工作作风 3. 具备自学能力，能不断地充实自己 4. 具备参加执业助理医师考试的基本知识和技能	16
3	消化系统疾病	消化系统常见疾病诊断、治疗	"教、学、做"于一体教学方式：讲授法、比较法、前后联系法、病例法、角色扮演法、情景教学法教学模式：开放式、启发式、病例见习教学环境：实训室、教室配备多媒体及网络教学环境；医院消化科	教材、课件、图片、教学视频、病例	掌握消化系统常见疾病的病因、临床表现、诊断及治疗方法	能够熟悉消化系统常见疾病的特点并加以鉴别	1. 具备对消化系统常见疾病的诊疗能力 2. 具备严谨和科学的态度，良好的沟通协调能力和实事求是的工作作风 3. 具备自学能力，能不断地充实自己 4. 具备参加执业助理医师考试的基本知识和技能	10

续表

序号	项目	工作任务	活动情景与方法	教学资源	知识要求	技能要求	素质要求	学时
4	泌尿系统疾病	泌尿系统常见疾病诊断、治疗	"教、学、做"于一体 教学方式:讲授法、比较法、前后联系法、病例法、角色扮演法、情景教学法 教学模式:开放式、启发式、病例讨论教学,医院见习 教学环境:实训室,教室配备多媒体及网络教学环境;医院泌尿、肾病科	教材、课件、图片、教学视频、病例	掌握泌尿系统常见疾病的病因、临床表现、诊断及治疗方法	能够熟悉泌尿系统常见疾病的特点并加以鉴别	1. 具备对泌尿系统常见疾病的诊疗能力 2. 具备严谨和科学的态度,良好的沟通协调能力和实事求是的工作作风 3. 具备自学能力,能不断地充实自己 4. 具备参加职业助理医师考试的基本知识和技能	8
5	血液和造血系统疾病	血液和造血系统常见疾病诊断、治疗	"教、学、做"于一体 教学方式:讲授法、比较法、前后联系法、病例法、角色扮演法、情景教学法 教学模式:开放式、启发式、病例讨论教学,医院见习 教学环境:实训室,教室配备多媒体及网络教学环境;医院血液科	教材、课件、图片、教学视频、病例	掌握血液和造血系统常见疾病的病因、临床表现、诊断及治疗方法	能够熟悉血液造血系统常见疾病的特点并加以鉴别	1. 具备对血液造血系统常见疾病的诊疗能力 2. 具备严谨和科学的态度,良好的沟通协调能力和实事求是的工作作风 3. 具备自学能力,能不断地充实自己 4. 具备参加职业助理医师考试的基本知识和技能	6
6	内分泌系统、代谢疾病	内分泌系常见疾病诊断、治疗	"教、学、做"于一体 教学方式:讲授法、比较法、前后联系法、病例法、角色扮演法、情景教学法 教学模式:开放式、启发式、病例讨论教学,医院见习 教学环境:实训室,教室配备多媒体及网络教学环境;医院内分泌科	教材、课件、图片、教学视频、病例	掌握内分泌系统常见疾病的病因、临床表现、诊断及治疗方法	能够熟悉内分泌系统常见疾病的特点并加以鉴别	1. 具备对内分泌系统常见疾病的诊疗能力 2. 具备严谨和科学的态度,良好的沟通协调能力和实事求是的工作作风 3. 具备自学能力,能不断地充实自己 4. 具备参加职业助理医师考试的基本知识和技能	10

续表

序号	项目	工作任务	活动情景与方法	教学资源	知识要求	技能要求	素质要求	学时
7	风湿性疾病	常见风湿性疾病诊断、治疗	"教、学、做"于一体 教学方式:讲授法,比较法,前后联系法,病例法,教学模式:开放式,启发式,病例讨论教学,医院见习 教学环境:实训室,教室配备多媒体及网络教学环境;医院风湿科	教材、课件、图片、教学视频、病例	掌握常见风湿性疾病的病因,临床表现,诊断及治疗方法	能够熟悉常见风湿性疾病的特点并加以鉴别	1. 具备对常见风湿性疾病的诊疗能力 2. 具备严谨和科学的态度,良好的沟通协调能力和实事求是的工作作风 3. 具备自学能力,能不断地充实自己 4. 具备参加职业助理医师考试的基本知识和技能	2
8	神经系统疾病	神经系统常见疾病诊断、治疗	"教、学、做"于一体 教学方式:讲授法,比较法,前后联系法,病例法,教学模式:开放式,角色扮演法,启发式,病例讨论教学,医院见习 教学环境:实训室,教室配备多媒体及网络教学环境;医院神经科	教材、课件、图片、教学视频、病例	掌握神经系统常见疾病的病因,临床表现,诊断及治疗方法	能够熟悉神经系统常见疾病的特点并加以鉴别	1. 具备对神经系统常见疾病的诊疗能力 2. 具备严谨和科学的态度,良好的沟通协调能力和实事求是的工作作风 3. 具备自学能力,能不断地充实自己 4. 具备参加职业助理医师考试的基本知识和技能	12
9	精神疾病	常见精神疾病诊断、治疗	"教、学、做"于一体 教学方式:讲授法,比较法,前后联系法,病例法,教学模式:开放式,角色扮演法,启发式,病例讨论教学,医院见习 教学环境:实训室,教室配备多媒体及网络教学环境;医院精神科	教材、课件、图片、教学视频、病例	掌握常见精神疾病的病因,临床表现,诊断及治疗方法	能够熟悉常见精神疾病的特点并加以鉴别	1. 具备对常见精神疾病的诊疗能力 2. 具备严谨和科学的态度,良好的沟通协调能力和实事求是的工作作风 3. 具备自学能力,能不断地充实自己 4. 具备参加职业助理医师考试的基本知识和技能	7

（二）实验（实训、实践）内容安排表（表 2-3-7-3）

表 2-3-7-3　课程教学内容与学时安排表

序号	项目	训练项目	考核指标	学时
1	呼吸系统疾病	肺炎、呼吸衰竭病例分析及医院见习	肺炎、呼吸衰竭的诊断步骤、方法及治疗原则	2
2	循环系统疾病	高血压、心力衰竭病例分析及医院见习	高血压、心力衰竭的诊断步骤、方法及治疗原则	2
3	消化系统疾病	消化性溃疡病例分析及医院见习	消化性溃疡的诊断步骤、方法及治疗原则	2
4	泌尿系统疾病	急性肾小球肾炎、肾病综合征病例分析及医院见习	急性肾小球肾炎、肾病综合征的诊断步骤、方法及治疗原则	2
5	血液和造血系统疾病	白血病病例分析及医院见习	白血病的诊断步骤、方法及治疗原则	2
6	内分泌系统、代谢疾病	Graves 病、糖尿病病例分析及医院见习	Graves 病、糖尿病的诊断步骤、方法及治疗原则	2
7	神经精神疾病	脑血管疾病、精神分裂症及心境障碍病例分析及医院见习	脑血管疾病、精神分裂症及心境障碍的诊断步骤、方法及治疗原则	2

四、教学实施

（一）师资要求

1. 专业教师应具备内科学及相关医学知识和实践经验。

2. 教师能运用多种教学方法和教学手段组织教学，能指导学生进行正确的操作，并能对学生的操作过程与结果进行评价。

3. 专业教师能指导学生查阅资料，了解有关方面的最新进展。

4. 教师能主动学习教育心理学、大学教育理论，内科临床新知识、新技能，分析学生与教学，因人施教。

5. 加强师资培训，大力培养中青年教学骨干，职称、年龄结构进一步优化，并培养相应的学术带头人。

（二）教学条件

1. 本课程组有多媒体教室及内科综合实训实验室 2 间，用于集中讲解、示范、练习，并可进行电化教学。

2. 配备有内科学教学挂图、仿真模型,各种常用器材及内科技术综合训练模型。除能满足本院学生实训教学外,还可为行业进行在职继续教育培训。

3. 在多个附属医院设有内科见习和实习基地,满足学生实训需要。

4. 今后进一步完善教学设备,组织购买或录制内科学多媒体教学录像、教学软件,整个实验室将根据需要继续改善扩充。积极开展网络课程建设,实现教学大纲、授课教案、习题、实验指导、参考文献目录等资源共享,突破以教为主的教学思想,淡化教师的教学活动,强调资源的概念,注重以学生为主体,增强学生主动学的思想,从而建立内科学全新的教学模式。

（三）教学资源（表2-3-7-4）

教材:《西医内科学》,许幼晖主编,人民卫生出版社（2018年,第4版）

表2-3-7-4　相关参考资料目录

序号	目录	主编	出版社	版次
1	《内科学》	叶高英,陆再英	人民卫生出版社	第6版
2	《内科学》	马家骥	人民卫生出版社	第5版
3	《内科学》	郭继鸿	北京大学医学出版社	第3版
4	《内科学》	陆再英,钟南山	人民卫生出版社	第7版

（四）教学方法

西医内科学的教学包括理论课、实训教学和临床实习三部分。理论教学中本课程采用引领式教学,在教师未系统讲解的前提下,让学生利用课余时间自学新知识,从中发现问题、解决问题,并带着问题听课,课堂采取授课形式,借助多媒体等教学手段,要求学生课堂上能结合教材内容,边听边记,主动思考,基本能理解和熟悉每次课的重点内容。实训中采取小班实验形式,根据实验指导要求,合理运用"角色扮演"或"模拟操作"等方法,借助幻灯、录像、多媒体和案例分析等教学手段,培养学生独立思考能力。临床实习中安排学生观摩学习,在真实岗位上观看内科诊治过程,感受临床氛围感悟知识与技能的应用、协助参与临床工作,了解基本的配合。采用病案教学模式,开展病案教学模式,将每个系统常见或疑难病种的临床特点、实验室和影像学等辅助检查特点,设计成多媒体形式,向实习生演示各类疾病,增强感性认识。这一阶段向实习生开放各种讲座,让他们了解内科学界最新进展。

（五）教学评价

本课程考核采用形成性考核（课程各个学习情境的过程考核）与期末考评（课程考核）相结合的方法评价学生学习效果,体现职业能力培养要求。

1. 期末考核方式评价　内科学试题的命题严格依照学校考试中心的要求进行,试题内容紧扣教学大纲的要求,具有较强的思考性与启发性;试题难度适中,区分度安排合理;命题科学、合理,严格注重考查学生的学习能力,考查学生是否掌握本学科重要的基本理论、基本知识和基本实践技能,并能考查学生分析问题、解决问题的能力。期末考核采用闭卷笔试,题型包括填空题、选择题、名词解释、问答题及病例分析等传统题型,答题时限 120 分钟。

2. 教学过程评价　通过课堂习题和课堂提问对学生学习效果进行随机考察。

3. 实训评价

校内实训:在校内的实训中心,与理论教学穿插进行。通过临床操作技能考核、实践报告、作业、阶段小测验等方式对学生进行评价。

校外实训:在第三学年开设内科临床实习 4 周,由实习基地相关科室带教教师评定是否合格。

4. 课程成绩形成方式评价

期末总成绩采用三部分综合测评:(1)期末理论知识考核,占 70%。(2)临床操作技能考核与阶段小测验成绩占 20%。(3)对内科专业的热爱、严谨的学习态度(表现在学习态度、教学纪律、出勤情况及课堂发言),占 10%。

五、课程管理

(1) 课程教学团队。

(2) 责任人。

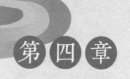

第四章
中医现代学徒制学徒教学标准

一、课程意义

传统单一院校教育存在问题,如临床实践技能薄弱、培养模式单一、学术流派传承被忽视、中医药特色优势突出不够、学生对中医缺乏信心等,必须加强中医临床能力培养。

开展现代学徒制教育,提高中医学生临床运用中医理论知识的能力;让学生早临床、多临床,有利于加强对中医的认同,深刻领悟中医思想的精髓,增强对中医的信心,提高临床技能;学生拜师,有利于形成学术团队,传承民间中医各种流派,保护与发展中国传统文化。

学校与医院联合培养中医人才的培养模式,符合中医人才的培养规律,具有鲜明中医药特色,有利于实现中医人才的快速成长。教育部《关于开展现代学徒制试点工作的意见》(教职成〔2014〕9号)、教育部办公厅关于全面推进现代学徒制工作的通知(教职成厅函〔2019〕12号)要求开展和推进现代学徒制工作,《中华人民共和国中医药法》明确提出"发展中医药师承教育",现代学徒制是中医学专业教育中不可或缺的重要和必要的环节,是中医学专业(学徒制班)人才培养方案中必修课程。

二、课程目标

(一)总目标

在院校双主体办学培养机制下,构建了中医现代学徒制"六双"(双主体、双导师、双身份、双课程、双基地、双证书)人才培养模式。在短期内实现中医人才培养的"跟师见习——跟师抄方——跟师试诊"的三个阶段,突出中医学专业特色,提高人才培养质量。培养掌握中医基本知识,能够初步掌握、继承中医药专家的学术思想和中医常见病诊治经验,并能够运用中医辨证施治思想,诊断治疗中医临床常见病、多发病,适应基层医疗机构的高素质技术技能型人才。

（二）分目标

1. 知识目标

（1）掌握导师擅长治疗的 1 个重点病种的临床表现。

（2）掌握导师擅长治疗的 1 个重点病种的常用方药的组成、功效、主治范围。

（3）熟悉导师擅长治疗的 1 个重点病种的辨证思路。

2. 技能目标

（1）学会搜集望、闻、问诊资料。

（2）学会常见脉象的诊断。

（3）学会使用八纲辨证、脏腑辨证等方法对导师擅长的 1 个病种进行辨证。

（4）掌握病案书写。

3. 素质目标

（1）热爱中医，树立对中医学的信心。

（2）养成良好的医德医风。

4. 职业态度　养成良好的爱岗敬业的工作态度。

三、实施方案

（一）设计思路

本标准依据中医师行业标准和中医学专业人才培养方案制订。

精确对位基层医疗机构中医师岗位任务和能力需求，遵循教育规律，循序渐进培养中医人才，科学设计系统化理论课程与中医临床技能培养方案，打造"院校结合，联合培养"的培养模式，优化学校与医院的资源；"跟师见习——跟师抄方——跟师试诊"递进式课程体系；形成了现代学历教育与传统的个性化中医培养相结合，缩短中医人才的成才时间。

（二）实施路径

本标准依据中医师行业标准和中医学专业人才培养方案制订。

本课程为实践课。选定多家三甲中医院，遴选高年资、高职称、门诊量大的纯中医，通过拜师仪式，固定带教老师，与学生结成师徒关系，分阶段循序渐进培养中医人才。各位老师依据自己的治病特点，确立自己擅长的一个常见病种中某个具体病种，并制订其诊治方案，制订具体的学徒培养计划。通常会按照三个层次五个阶段来设计。

四、课程教学内容安排

见表 2-4-0-1。

表 2-4-0-1　课程教学内容安排表

环节	时间	内容	方式
医院跟师（若遇到导师没有门诊时，可以安排病房或者同科室其他导师带教）	80天	一个重点病种的临床表现、常用方药、辨证思路	导师指导学徒总结重点病种临床表现、常用方药、辨证思路等。要求学徒背诵相应的方歌，指导学徒完成学习心得的书写
		1. 望、闻	1. 导师选择典型患者，让学徒采集四诊信息，指导学徒完成常见脉象的诊断，指导学徒使用八纲辨证、脏腑辨证进行辨证，讲解辨证思路、用药方法，并指导完成患者的病案书写
		2. 问诊搜集	
		3. 常见脉象的诊断	2. 熟悉导师常用中药的形态辨识及功用
		4. 运用八纲辨证、脏腑辨证	3. 熟悉常用的200首方剂组成和功用主治
			4. 学习老师中医临床处治内外妇儿疾病的方法，训练中医思维，先论辨证，次论治法，再论方药运用，抓住"理、法、方、药"四个环节，进行严格而慎密的中医临床逻辑思维训练
		5. 中医病案书写	
		6. 熟悉常见中药的形态及气味功用	5. 学徒完成：记录病案80个、学习心得16篇。学习心得每篇不少于1 000字。病案与心得需导师批阅
		7. 掌握方剂学必背100首方的功效主治组成，掌握导师要求的内外妇儿科方剂，共100首	6. 指导学徒学习经典著作，不少于2本

五、三层次五阶段跟师教学法及具体要求

见表 2-4-0-2。

表 2-4-0-2　跟师教学安排表

三层次	五阶段	跟师时间（天）	病案（个）	心得体会	应读书目
跟师见习	第一阶段　寒假	5	5	1	导师指定
跟师抄方	第二阶段　暑假	20	20	4	导师指定
	第三阶段　寒假	5	5	1	导师指定
跟师试诊	第四阶段　实习前期	40	40	8	导师指定
	第五阶段　实习后期	10	10	2	导师指定
	合计	80	80	16	不少于2本

第一阶段　跟师见习

（一）前导课程

中医诊断、中医基础理论。

（二）教学时间

1 周（保证 5 个工作日）。

（三）教学要求

1. 诊疗流程　熟悉中医门诊诊疗流程。

2. 四诊采集　该阶段重点为辨认症状体征。

（1）望：得神、失神特征；常色、病色、五色主病特征；正常舌象、5 种舌色（淡白舌、淡红舌、红舌、绛舌、青紫舌），3 种舌苔（白苔、黄苔、灰黑苔）特征，舌体老嫩、胖瘦、点刺、裂纹舌，舌苔厚薄、润燥、腐腻、剥落、偏全特征。

（2）闻：异常声音（发声、语言、呼吸、咳嗽、呕吐、太息）、异常气味（口气、呕吐物、排泄物）的特征。

（3）问：方法及注意事项；十问歌。

（4）切：脉诊部位、方法及注意事项；平脉特征；六纲脉（浮、沉、迟、数、虚、实）特征；按诊（触、摸、推、按）方法。

（5）病案：掌握病史采集步骤、内容及要求；提取主诉，归纳现病史。

3. 辨证　掌握八纲辨证，熟悉脏腑辨证。

第二阶段　跟师见习

（一）前导课程

中药学、方剂学、临床诊断技术。

（二）教学时间

4 周（保证 20 个工作日）。

（三）教学要求

1. 诊疗流程　掌握中医门诊常见病的一般诊疗流程。

2. 四诊采集　该阶段重点为提炼症候群，掌握常见症候群的临床表现及意义。

（1）望：望目、鼻、口唇、齿龈、咽喉的主要内容与临床意义；常见异常姿态（颤动、抽搐、痿、痹等）的表现与临床意义；望痰涕、大便、小便的常见情况与临床意义；舌诊：察舌神的方法，荣舌、枯舌的表现与临床意义；舌体痿软、强硬、颤动、吐弄、短缩等特征及临床意义。

（2）闻：喘与哮，气短与少气，呃逆、嗳气、呕吐、太息临床意义；痰涕、呕吐物、排泄物之气临床意义。

（3）问：问寒热（恶寒发热、但热不寒、但寒不热、寒热往来）要点及临床意义；问汗（表里有汗、无汗、自汗、盗汗、战汗、局部汗出）的要点及临床意义；问疼痛要点、部位、性质及临床意义；问饮食口味的要点与临床意义；问睡眠（不易入睡、睡后易醒、失眠时惊、嗜睡）的要点及临床意义；问二便的要点及临床意义。

（4）切：脉诊：常见病脉（结、代、促）特征及临床意义。按诊：按腹部辨疼痛、痞满、积聚的方法与意义。

（5）掌握完整的中医病案书写步骤、内容及各部分要求。

3. 辨证

（1）进一步熟悉脏腑辨证。

（2）掌握 50 首基本方的适应证及病机。

4. 论治　熟悉基本方和导师使用方各 50 首（共 100 首）。

第三阶段　跟师抄方

（一）前导课程

中医内科学、中医外科学、中医经典选读、西医内科学。

（二）教学时间

1 周（保证 5 个工作日）。

（三）教学要求

1. 诊疗流程　掌握导师所擅长的专科专病的详细诊疗流程。

2. 四诊采集　该阶段重点为内科病的四诊采集。

（1）切合具体内科病证进行四诊采集。

（2）掌握完整的中医病案书写步骤、内容及各部分要求，能独立采集并完成内科病案书写。

3. 辨证

（1）熟悉导师擅长治疗的 1 个重点病种的辨证思路。

（2）掌握脏腑辨证，熟悉气血津液、经络肢体辨证。

4. 论治　熟悉常见方和导师常用各 10 首（共 20 首）。

第四阶段　跟师抄方

（一）前导课程

中医内科学、中医妇科学、中医儿科学、中医经典选读、西医外科学。

（二）教学时间

8 周（保证 40 个工作日）。

（三）教学要求

1. 诊疗流程 掌握临床常见病、多发病的详细诊疗流程。

2. 四诊采集 该阶段重点为专科专病四诊采集（重点为问诊），观察和总结导师擅长治疗的 1 个重点病种的临床表现。

（1）望：望小儿指纹的方法，常见病理指纹及其临床意义；望头、囟门、头发、面肿、口眼㖞斜的临床意义；舌诊：舌象胃、神、根的表现；舌苔真假等表现及临床意义。

（2）闻：喑哑与失音，呻吟与惊呼，谵语与振声，独语、错语与狂言常见表现与临床意义；肠鸣的听诊方法，常见表现与临床意义。

（3）问：问妇女、问小儿的重点内容与临床意义；专科专病问诊要点与意义。

（4）切：脉诊：细、洪、微、濡、弦、紧、滑、涩、缓、弱脉的脉象特征及临床意义；妇人脉、小儿脉的特征及临床意义；按诊：按肌肤、虚里的内容及临床意义。

（5）病案书写：掌握完整妇科、儿科病案书写步骤、内容及各部分要求，能独立采集病史，并完成病案书写。

3. 辨证

（1）熟悉导师擅长治疗的 1 个重点病种的辨证思路。

（2）掌握脏腑辨证，熟悉气血津液、经络肢体辨证。

4. 论治

熟悉常见方和导师常用方各 100 首（共 200 首，导师可继续增加内科、儿科、妇科常见方）。

第五阶段 跟师试诊

（一）前导课程

已完成所有专业课学习。

（二）教学时间

10 个月（保证 40 个工作日，每周 2 个半天）。

（三）教学要求

1. 诊疗流程 进一步掌握临床常见病、多发病的详细诊疗流程及相关临床知识。

2. 四诊采集 该阶段重点为独立完成全面系统的四诊采集。

（1）能独立熟练运用四诊全面系统采集病史。

（2）掌握完整的中医病案书写步骤、内容及各部分要求，能独立采集病史完成病案书写，并能做出相应的按语解析。

3. 辨证

（1）对导师擅长治疗的 1 个重点病种进行独立辨证。

（2）总结导师擅长治疗的重点病种的辨证思路。

4. 论治　能在导师指导下对某一重点病种开展试诊、试治。

六、教学实施

（一）师资要求

1. 导师应忠诚于党的教育事业，认真学习并执行国家的教育方针及国家和学校有关专业教育的政策、法规与规定，本着传承中国优秀文化、培养中医传人的光荣使命，爱岗敬业，为人师表。

2. 导师应具备丰富的中医学基础知识和中医临证经验，具有自己擅长诊治疾病的辨证、用药经验，日门诊量应不少于 25 人，并且以中药治疗作为主要治疗手段。

3. 导师能运用病例讲解、指导经典阅读等多种教学方法，能对学徒的四诊操作、病案书写与学习总结进行指导与评价。

4. 导师能在实践中不断学习和改进现代学徒制教学方法，因人施教。

5. 导师应关心爱护学徒，建立正常的师徒情谊，督促学徒学习进步，帮助学徒身心成长。

（二）教学条件

1. 各导师依托所在合作医院建立的名中医导师工作室，并具备基础的门诊条件及患者量，以供学徒进行临床抄方、见习与试诊。

2. 各合作医院具有中药药房供学徒进行中药饮片辨识学习。

3. 各合作医院科教科协助学徒在院期间的管理与考核。

（三）教学资源

1. 门诊就诊患者。

2. 中医经典著作及各专科经典。

3. 中药药材。

4. 名中医导师工作室。

（四）教学方法

针对学徒中医临证能力的培养，主要包括理论教学与实践指导两部分，理论教学采用引领式教学，指导学徒阅读经典著作并完成读书笔记，自学新知识，从中发现问题、解决问题，带着问题侍诊，结合临证所见所学，加深对经典和基础理论的理解。跟师实践中主要采取讲解病例的模式，讲解辨证思路、用药方法，培养学徒的临证思维，并指导学徒自主进行四诊诊断及病案书写。

（五）教学评价

本阶段考核由医院考核和学校考核两部分组成,评价学徒的学习效果。

1. 每次跟师考评总分 100 分,构成如下。

表 2-4-0-3　跟师考评构成

项目	分数
考勤	10 分
医案	30 分
心得体会	5 分
经典著作学习	5 分
跟师巡查	5 分
跟师资料真实性检查	15 分
跟师成果汇报	30 分
合计	100 分

其中"跟师资料真实性检查",看病案佐证资料;"跟师成果汇报",是学员以 PPT 汇报方式展示病案、跟师总结、纸质及电子记录等"跟师成果";"跟师巡查",由学校负责。

2. 跟师成果标准

各阶段临床跟师结束后,提交如下跟师成果。

（1）病案。真实客观记录案,完成规定数量。由导师批改,加注评语。

（2）病案佐证资料。要求病情有清晰、清楚的客观资料佐证,如舌诊及其他望诊有颜色准确、清楚的电子照片;问诊有清晰的音频及视频资料。具体要求见"附件 1:病案要求及示例"。

（3）心得体会。每篇字数不少于 1 000 字,由导师批改,加注评语。

（4）阶段小结。

七、教学管理

（一）教学团队

合作医院:某医院。

主讲教师:各合作医院现代学徒制导师。

管理:某学校、各合作医院科教科。

（二）责任人

某学校。

（三）带教安排

1. 各位导师填写《跟师教学带教计划》后，交学校审核、备案。

2.《跟师教学带教计划》由学校审核通过后，医院需组织落实。

八、其他说明

1. 毕业时，本专业要求出师考核，考核内容依据出师考核标准及内容进行。

2. 毕业时，学徒上交一份 XX 病病案（与《XX 病临床诊治培养计划表》相结合），并将结集出版。

3. 毕业时，要求学徒完成一篇临床跟师经验的总结或论文。

附：1. 中医跟师阶段考核表

2. 病案要求及病案示例

3. 病案记录考核评分标准

4. 跟师教学带教计划

附件1:

重庆医药高等专科学校
中医跟师阶段考核表

（第＿＿＿＿＿阶段）

带教单位 ＿＿＿＿＿＿＿＿＿＿＿＿＿＿＿＿＿

指导老师 ＿＿＿＿＿＿＿＿＿＿＿＿＿＿＿＿＿

继承学徒 ＿＿＿＿＿＿＿＿＿＿＿＿＿＿＿＿＿

年级班级 ＿＿＿＿＿＿＿＿＿＿＿＿＿＿＿＿＿

跟师时间 ＿＿＿年＿月＿日至＿＿年＿月＿日＿

20 年 月 日

_____级中医现代学徒制班

第_____阶段跟师成绩汇总

跟师时间段　20　年　月　日　至　20　年　月　日

学徒姓名_____　　学号_____

导师姓名_____　　医院_____

<table>
<tr><td rowspan="5">成绩汇总</td><td rowspan="2">考勤</td><td>迟到　　次
早退　　次
合计　　天</td><td>事假　　天
病假　　天
无故旷课　　天
累计　　天</td><td>总分10分
规定跟师　　天
实际跟师　　天
得分_____分</td></tr>
<tr><td>整理病案</td><td>总分30分
应完成　　个
实完成　　个
得分_____分</td><td>心得体会</td><td>总分5分
应完成　　篇
实际完成　　篇
得分_____分</td></tr>
<tr><td>中医经典著作学习情况</td><td colspan="3">总分5分
应读书目：

完成情况占比　　%,得分_____分</td></tr>
<tr><td colspan="4">跟师巡查(5分),　　　　　　　得分_____分
跟师资料真实性检查(15分),　得分_____分
跟师成果汇报(医案汇报,30分),　得分_____分</td></tr>
<tr><td colspan="4">最终成绩,得分_____分</td></tr>
<tr><td>阶段个人总结</td><td colspan="4">

学徒　　年　月　日</td></tr>
<tr><td colspan="5">指导老师评语

签名　　年　月　日</td></tr>
<tr><td colspan="5">所在带教医院意见

负责人签名　　年　月　日</td></tr>
<tr><td colspan="5">学校评语

负责人签名　　年　月　日</td></tr>
</table>

附件 2：

病案要求及示例

一、病案要求

1. 患者基本信息（包括初诊复诊时间）

2. 病情描述

（1）问诊："主诉"、现病史（包括"现在症"）、"既往史"……

（2）体格检查：神色形态，舌象、脉象，生命体征……

（3）辅助检查：实验室检查，B 超、X 线、CT、磁共振……

3. 诊断

（1）病情归纳：简明扼要，但辨证所需症状要罗列清楚。

（2）中医病名、证型。

（3）西医病……

4. 治疗

（1）治法：

（2）方名：

（3）处方：写明药味、剂量、煎服法。

5. 复诊

记录上次用药后的疗效，以及复诊用方、用药。应载明哪些症状得以好转，还有哪些未改善。并记录下患者用药后的特殊反馈。如有多次接诊，均依次详细记录。

6. 按语

通过观察导师诊治过程，归纳整理出合格的医案，还需对医案深入理解，写下按语，体现学徒对本案的心悟。写按语，就是要回答三个问题。

（1）为何辨为此证？分析论证本案的病因病机、病理要素（如寒热虚实，痰饮瘀血等）。

（2）为何用此方？"治法"通常是依据本案的病机提出来的，所用的"方"其功效是完全切合治法的。

（3）为何如此加减？通常处方上的用药都在原方基础上做了一定的药味、药量的加减，以充分切合本案病机。

写作时遵循中医原理，逻辑严密，论证清楚理、法、方、药的内在逻辑，准确还原导师诊治疾病时的"心路历程"，即应用中医辨证论治时一环扣一环的过程。写按语的过程，会使学徒的中医临床思维能力得到极大的提高，从而为独立临床做好必要的准备。

二、医案示例

示例1:阳虚感冒(蒲辅周主诊)

宋某,男,55岁,1960年4月20日初诊。

因"头痛、畏风、自汗出1个月"来诊(①问诊,主诉)。患者本体素弱,平时易罹感冒,此次感冒持续月余,服药不愈,头痛,畏风,自汗出,身倦乏力,关节不利,二便正常(②问诊,既往史、现病史),无咳嗽声(③闻诊),舌淡无苔(④望诊),脉象沉迟无力(⑤切诊),此属阳虚感冒,营卫不固(⑥辨证),治宜温阳益气(⑦治则治法),宗玉屏风散加味(⑧用方)。处方:

黄芪15g,防风3g,白术9g,川熟附子9g,1剂(⑨用药及剂量)。先煎附子30分钟,再纳余药同煎,去滓取汁,分二次温服(⑩煎服方法)。

复诊:畏风消失,恶寒亦减,头痛见轻,仍时汗出,脉弦缓,右沉迟,左沉弱,舌苔白腻,属卫阳既虚,内湿渐露,改用温阳利湿为治。处方:

生黄芪12g,白术9g,川熟附子6g,薏苡仁15g,山茵陈9g,桑枝(炒)30g,1剂,煎服法同上。

再诊:诸症大减,气机舒畅,尚微感恶凉,脉缓有力,前方去桑枝加良姜6g,以温胃阳。

末诊:服药后已不畏冷,脉右沉迟,左弦缓,继宜温阳补中,改用丸剂缓调以善其后,早服附子理中丸6g,晚服补中益气丸6g,逐渐恢复而获痊愈。

按语:本体素弱,阳虚卫外力弱,故平时易患感冒,此次感冒月余,汗出不解,腠理空虚,玄府洞开,卫阳不固。故先以玉屏风散加附子,温阳益气固表,使营卫得谐,继以温阳利湿,终以温阳补中而获痊愈。若不辨体质,泛用一般治疗感冒通剂,则表气愈疏,卫愈不固,病必不解。病随体异,用药亦有所不同。(⑪按语)

示例2:急性中毒性痢疾案(蒲辅周主诊)

陈某某,男,4岁半,住某医院。

初诊(1963年8月26日):9天前突然发热,恶心呕吐,4小时内即抽搐2次,因昏迷而急诊入院。大便脓血,里急后重,当时诊为"急性中毒性痢疾",急用冬眠药物及温湿布裹身等措施,而四肢阵阵发紧,翌日面色更见灰暗,寒战高热更甚,曾突然呼吸暂停,仅见下颌运动,经人工降温16小时,才呼吸均匀。复温后,第二天开始每日败血症样热型,上午寒战,肢凉发绀,午后高热42~43℃,一直谵妄躁动,下痢脓血每日10~20余次,里急后重,白细胞总数0.6×10^9/L,中性粒细胞0.3,大便培养福氏痢疾杆菌阳性,药试验对多种药物不敏感。察其尚能食半流质饮食,腹胀不硬,不呕吐,无汗,四肢清冷,神志不清,呈半昏迷状态,膈部扇动,呼吸促,面色灰暗,小便黄;诊其脉右沉濡,左弦大急,唇淡,舌质淡不红,苔薄白腻。此乃由暑湿内伏,新凉外加,里结表郁,以致升降阻滞,营卫不通。虑其病已八日,而午前寒战,午后高热无汗,若单治里,伏邪不得外越,必然内结,邪愈结则正愈虚,正虚邪实已至严重阶段,幸胃气尚存,急宜升阳明、和营卫,开肌表之闭,达邪外出,以解里急,拟用桂枝加葛根汤。

处方:粉葛根 6g,桂枝 3g,白芍 3g,炙甘草 3g,生姜 1 片,大枣 2 枚,慢火煎取 180ml,每 4 小时服 30ml。服 1 剂。另用炒粳米加荷叶煮稀粥,药后服。仿桂枝汤法以助汗。

二诊(8 月 27 日):服药后,是夜汗出,汗自头部至上肢、手心达大腿,但小腿以下仍无汗,体温渐降,四肢转温和,今晨已无寒战,午后又发热 39.6℃,昨天大便共 22 次,有脓血,里急后重。察其呼吸仍促,头部有微汗,下肢仍无汗,胃纳尚可,小便黄而少,诊其脉转沉数,舌淡苔薄白腻。此表气略通,因正虚不能达邪,以致汗出不彻,邪不透达。治宜扶正祛邪,表里合治。

处方:党参 3g,生扁豆 6g,砂仁 1.5g,杏仁 3g,木瓜 2.4g,香薷 1.5g,藿香 2.4g,粉葛根 3g,炙甘草 1.5g,生姜 1 片,大枣 1 枚,煎服法同上。服 1 剂。

三诊(8 月 28 日):服昨日方后,遍身微汗透彻至足,体温波动在 36~39.5℃,昨天大便减为 14 次,呈绿脓样酱色便,里急后重已不显,腹满减轻,精神好转。察其面黄,诊其脉右沉濡,左沉弦,舌淡,苔转黄腻少津。至此,表气已通,里热渐露。治宜生津益气,兼清湿热。

处方:玉竹 3g,生扁豆 6g,茯苓 9g,香木瓜 2.4g,杏仁 4.5g,厚朴 3g,茵陈 6g,滑石 9g,生稻芽 6g,藿香 1.5g,通草 3g,荷叶 6g。服 2 剂。

四诊(8 月 30 日):每天仍大便 10 余次,但脓血及里急后重再减,汗复止,夜间最高体温 39℃,遍身皮肤出现红疹,无明显瘙痒,食纳尚可,小便黄,白细胞已渐增至 2.1×10^9/L,中性粒细胞 0.56。诊其脉沉数,舌淡,苔黄腻。病减而疹见者,乃伏热外出之象也,治宜续清湿热。

处方:茯苓皮 6g,扁豆衣 6g,茵陈 6g,豆卷 9g,黄芩 3g,杏仁 4.5g,银花叶 6g,淡竹叶 4.5g,薏苡仁 12g,滑石 9g,通草 3g,荷叶 6g。服 1 剂。

五诊(8 月 31 日):体温已降至 36.8~37.1℃,大便次数大为减少,脓血基本消失,无里急后重,精神较佳,遍身微汗续出,全身红疹仍露。诊其脉沉数,舌苔灰腻。此为表里渐和,湿热未尽,宜续清余热,兼调理脾胃。

处方:原方去竹叶、黄芩,加甘草 1.5g,麦芽 4.5g。服 2 剂。

六诊(9 月 2 日):体温已正常,大便日 3 次,无脓血,黄黏不成形,红疹已消失,腹满亦平,精神转佳,食欲增进。诊其脉和缓,舌淡,唯苔仍秽腻而厚。仍宜调脾胃,通阳利湿为治。

处方:茵陈 4.5g,藿香梗 3g,扁豆衣 6g,厚朴 3g,广陈皮 3g,炒麦芽 6g,薏白 3g,滑石 9g,神曲 4.5g,通草 3g,荷叶 6g。服 2 剂。忌食油腻。

药后舌苔褪净,诸症消失,白细胞恢复至正常范围(总数 8.15×10^9/L,中性粒细胞 0.66),痊愈出院。

按语:本案所患系急性中毒性痢疾,起病急而昏迷抽搐,每天 10~20 次脓血便,每日上午面发白,肢凉,恶寒、战栗、无汗,午后高热至 42~43℃,曾用多种抗生素治疗未效,并有白细胞减少。此谓正虚邪实,已至严重阶段。凡痢疾多属里证,治当从里,但每日午前恶寒肢冷,战栗无汗,可见其卫阳闭阻,热不得越;午后高热无汗,呼吸迫促,下利腹满,乃邪陷于里,不能外达,病情至此,殊难措手,幸胃气尚存,津液未竭。急救之法,宜借用桂枝汤和营卫以开闭,加葛根升提阳明以举陷。盖开肌表之闭,即可解里急之危,使内陷之邪,由表而出。又如桂枝汤法以粳米、荷叶为粥,助胃达邪。服后表气略通,得微汗未彻,而寒战消失,肢凉转温,高热稍减,里急略缓,呼吸仍促。再改用治暑湿之品,表里合治,扶正祛邪,药后全身微汗,高热再降,下利渐减,此时内陷营分之伏热又由疹出而消散。后以生津益胃,通阳利湿。邪去正复,症状逐渐消失而获痊愈。由此可知,中医治疗急性热病,重在先解其表,不使邪气深入和内陷。表里和,营卫通,则邪有外出之路。本案所用治痢之常法,乃治变救逆而施,但宗达邪外出之旨,是谓知常达变矣。

附件3：病案记录考核评分标准

重庆医药高等专科学校病案记录考核评分标准

分类	考核内容	分数
病案	收集资料真实、可靠，诊治资料完整、齐备	5
	书写规范，医学术语正确，内容层次分明，条理清晰	5
一般项目	患者姓名、性别、年龄、就诊时间完备	4
主诉	完整：(部位)＋主要症状(体征)＋时间	3
	重点突出、简明扼要、描述准确	2
现病史	是否围绕主诉系统记录	2
现在症 既往史	完整：起病情况、主要症状及演变情况、伴随症状、诊疗经过等	5
	运用中医四诊记录目前情况（现在症）： 1. 望诊：描述准确 2. 闻诊：描述准确 3. 问诊：结合"十问歌"，系统记录 4. 切诊：描述准确 以上四诊记录有客观的资料佐证，如望面色、望舌有清楚的电子照片，闻诊、问诊有清晰的音频及视频资料	20
	记录内容字迹清楚、条理清晰、重点突出，避免流水账式记录	2
	某些具有鉴别意义的阴性症状，以及含有必要的既往史、个人史、过敏史、婚育史、家族史等	2
相关检查	按各科特点进行书写，记录重要的检查结果	2
诊断	中、西医疾病诊断：病名规范	4
	证候诊断（包括相兼证型）：病名规范	6
辨证依据	汇集四诊资料，运用中医临床辨证思维方法，得出中医辨病辨证依据，可适当引用经典论述	8
治则治法	结合证型，描述准确、完备	4
处方用药	方名、药物及剂量、用法等记录翔实规范	6
按语	在按语中对本案辨证论治分析到位，理法方药丝丝入扣，并能抓住导师的审证及用方用药特点	20
附加分	深入思考，有独到的见解	10
总分（加附加分10分）		110

附件4：

重庆医药高等专科学校

中医学专业跟师教学带教计划

_____学年　跟师阶段：_____　跟师周数：_____　门诊天数：_____

导师姓名：_____	跟师教学目标[1]
导师所在单位：_____	知识目标
学徒姓名：_____	技能目标
学徒年级班级：_____	素质目标

医院盖章：_____

20__年__月__日

周次	时间安排	跟师内容概要	授业方式[2]	重点	具体考核方式[3]
1	第1天				
	第2天				
	第3天				
	第4天				
	第5天				
2	第1天				
	第2天				
	第3天				
	第4天				
	第5天				
3	第1天				
	第2天				
	第3天				
	第4天				
	第5天				
4	第1天				
	第2天				
	第3天				
	第4天				
	第5天				

注释：

1. 跟师教学目标按照跟师培养计划和每阶段跟师大纲，从知识、技能、素质三方面制订。

2. 授业方式主要是指带教方法，要求方法准确、丰富，能因材施教。

3. 具体考核方式指完成所要求的带教内容需要通过的考核，或者需要完成的任务要求具有可操作性，可以结合学徒最终需要完成的病案、心得体会、读书笔记等完成考核。

4. 计划安排也可以按照阶段书写，每一阶段需注明跟师内容概要、授业方式、重点、具体考核方式等内容。

第三篇

中医现代学徒制各项配套标准

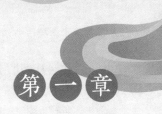

第一章
中医现代学徒制学徒岗位标准

一、岗位名称

中医现代学徒制学徒。

二、基本任职条件

1. 政治觉悟高,思想品质好,并有良好的道德修养。

2. 热爱中医,热爱中国传统文化,愿意跟师学习。

3. 完成高中及同等学历学习。

4. 跟师见习阶段,应完成中医诊断学、中医基础理论课程的学习;跟师抄方阶段,应完成中药学、方剂学课程、中医内科学、中医经典选读等课程的学习;跟师试诊阶段,应完成专科层次中医学专业所有专业课程。

三、岗位定位

在现代学徒制试点基地(三甲或二甲综合性中医院),具有高尚职业道德和良好专业素质,掌握中医基础理论、基本知识和基本技能,能够初步掌握、继承中医药专家的学术思想和中医常见病诊治经验,并能够运用中医辨证施治思想,诊断治疗中医临床常见病、多发病。

四、岗位级别

上级:现代学徒制导师、助理执业医师、执业医师。

五、岗位职责及任务

1. 尊师重道,刻苦钻研,能中会西,继承和发展中医药。

2. 坚守岗位,保持诊室环境清洁整齐。

3. 依法执业,在导师指导下严格执行各项规章制度及技术操作规程。在导师不在的情况下,服从上级医生的指示和命令。

4. 文明礼貌服务,关心体贴患者,耐心解答患者提出的问题,有疑惑及时向导师请教。

5. 在导师指导下,认真书写医案、病历等,并及时请导师批阅。

6. 在导师指导下,做好其他工作。

7. 完成跟师学习。

(1) 学习期限:不超过 3 年。

(2) 学习时间:跟师见习、跟师抄方、跟师试诊。其中跟师见习不少于 1 周(5 个工作日),跟师抄方不少于 5 周(25 个工作日),跟师试诊不少于 16 周(80 个工作日)。

(3) 学习内容:以跟导师临床(实践)为主,学习导师诊治经验和诊断技巧,学习导师最擅长的 1 个病种的诊治经验,并熟练运用,总结导师学术思想。经典理论学习采取导师指导和学校集中授课相结合的方式进行。

(4) 学习要求:完成心得体会 5 篇,跟师小结 20 篇,读书笔记 3 篇,见习记录 5 份,病案 55 份,导师最擅长的 1 个病种的诊治经验总结 1 份。其中:

跟师见习:完成见习记录 5 份,病案 15 份,心得体会 2 篇,跟师小结 4 篇。

跟师抄方:完成病案 20 份,心得体会 2 篇,读书笔记 1 篇,跟师小结 8 篇。

跟师试诊:完成病案 20 份,心得体会 1 篇,读书笔记 2 篇,导师最擅长的 1 个病种的诊治经验总结 1 份。

六、工作标准

1. 跟师见习阶段

(1) 熟悉中医门诊诊疗流程和中医门诊常见病的一般诊疗流程。

(2) 辨认症状体征,提炼症候群,掌握常见症候群的临床表现及意义。

2. 跟师抄方阶段

(1) 掌握导师所擅长的专科专病的详细诊疗流程。

(2) 掌握内科病四诊采集,专科专病四诊采集。

(3) 熟悉导师擅长治疗的 1 个重点病种的辨证思路。观察和总结导师擅长治疗的 1 个重点病种的临床表现。

(4) 掌握脏腑辨证,熟悉气血津液、经络肢体辨证。

(5) 熟悉常见方和导师常用方各 100 首(共 200 首)。

3. 跟师试诊阶段

(1) 进一步掌握临床常见病、多发病的详细诊疗流程及相关临床知识。

(2) 独立完成全面系统的四诊采集。

(3) 对导师擅长治疗的 1 个重点病种进行独立辨证,总结导师擅长治疗的重点病种的辨证思路。

（4）能在导师指导下对某一重点病种,开展试诊试治。

七、考核标准

1. 阶段考核　每阶段考核由医院考核和学校考核两部分组成,评价的学徒学习效果。

（1）医院考核（占50%）:

医案评分,跟师积极性,由导师负责,占总成绩的40%。

考勤评分,由医院负责,占总成绩的10%。

（2）学校考核（占50%）:以PPT汇报方式展示病案、跟师总结、纸质及电子记录等"跟师成果"、不定期跟师巡查等。由学校负责,占总成绩的50%。按照国家相关规范、标准进行考核。

2. 结业考核　参照中医现代学徒制结业考核标准。

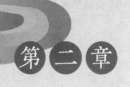

第二章
中医助理全科医生岗位标准

一、岗位名称

中医助理全科医生。

二、基本任职条件

1. 学历：大学专科及以上。
2. 执业资格证书要求：中医助理执业医师。
3. 执业范围：中医、全科。
4. 培训要求：完成市级中医类别助理全科医生培训。

三、岗位定位

在农村地区乡镇卫生院、村卫生室或中西部地区社区卫生服务中心（站），具有高尚职业道德和良好专业素质，掌握中医全科医学的基本理论、基本知识和基本技能，熟悉基层常见病、多发病的中西医诊断、治疗、预防和随访工作，能够熟练运用中医适宜技术开展基层卫生服务，以人为中心，以维护和促进健康为目标，向个人、家庭与社区居民提供具有中医特色的医疗服务，从事综合性、协调性、连续性的基本医疗和预防保健服务。

四、岗位级别

上级：执业医师。

五、岗位职责及任务

1. 基本医疗服务
（1）一般常见病、多发病诊疗、护理和诊断明确的慢性病治疗。
（2）现场应急救护。
（3）家庭出诊、家庭护理、家庭病床等家庭医疗服务。

（4）转诊服务。

（5）康复医疗服务。

（6）政府卫生行政部门批准的其他适宜医疗服务。

2. 基本公共卫生服务

（1）老年人中医药健康管理服务:1）中医体质辨识。按照老年人中医药健康管理服务记录表前33项问题采集信息,根据体质判定标准进行体质辨识,并将辨识结果告知服务对象。2）中医药保健指导。从情志调摄、饮食调养、起居调摄、运动保健、穴位保健等方面,对不同体质的老年人进行相应的中医药保健指导。

（2）0~36个月儿童中医药健康管理服务:1）向家长提供儿童中医饮食调养、起居活动指导;2）在儿童6、12月龄给家长传授摩腹和捏脊方法,在18、24月龄传授按揉迎香穴、足三里穴的方法,在30、36月龄传授按揉四神聪穴的方法。

（3）健康教育:　针对居民开展健康教育宣传、健康知识讲座、公众健康咨询。

六、工作标准

1. 基本医疗　按照国家各种疾病诊疗规范、技术操作标准执行。

2. 基本公共卫生服务　按照国家卫生健康委员会、国家中医药管理局《关于印发中医药健康管理服务规范》的通知、国家卫生健康委员会关于印发《国家基本公共卫生服务规范(第三版)》的通知进行开展。

七、考核标准

1. 按照国家相关规范、标准进行考核。
2. 按照所在单位的相关考核制度进行考核。

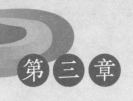

第三章
中医现代学徒制导师标准

一、基本条件

1. 自觉遵守国家的法律、法规。
2. 具有良好的医德医风，为人师表，爱岗敬业，有严谨的科学态度。
3. 身体健康，能保证临床（实践）带教时间。
4. 有志于发展和传承中医专家临床经验。
5. 应取得中医类别《执业医师资格证书》。

二、专业条件

1. 中医学专业、中西医结合专业或相关专业。
2. 从事中医药专业技术工作累计满 20 年以上，硕士学位可放宽到 15 年以上，博士学位可放宽到 10 年以上。
3. 副主任医师及以上任职资格的临床专家或骨干，博士学位可放宽到主治医师。
4. 具有扎实的中医药理论基础、丰富独到的临床经验或技术专长，得到同行公认。
5. 中医门诊量日均 25 人次及以上。

三、直接认定条件

区级及以上名中医、市级及以上老中医药专家学术经验继承工作指导老师有提出申请的直接予以确认。

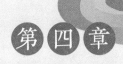

第四章
中医现代学徒制诊室标准

一、建筑、设施与环境

1. 诊室应与住院诊疗区域或行政办公区域分开,为独立诊室。

2. 建筑面积不低于 12 平方米。

3. 建筑通风采光良好,布局合理。地面装修应使用防滑、防噪声材料;墙面装修应使用易于清洗消毒的材料。

二、设备

具备满足至少 2 名学徒跟师所需,要有学徒位置设计,方便学徒跟师跟诊。包括而不限于如下设备和器材:诊断桌、脉枕、处方电脑(具备双显示屏,方便学员观看)、凳子、诊查床、阅片灯、血压计、体温计等。

三、人员配备

每组现代学徒制师徒由 1 名导师,2 名学徒组成。原则是一间诊室一组师徒,如果面积超过 24 平方米,最多安排 2 组师徒。

四、命名原则

建议由导师姓名和诊室名称组成,如"导师姓名 + 中医现代学徒制导师诊室"。

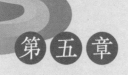

第五章

中医现代学徒制学徒教学管理、质量监控资料标准

重庆医药高等专科学校

中医现代学徒制导师评学表

导师姓名：_____   导师所属医院：_____

学徒姓名：_____   学徒年级班级：_____

检查要点	检查细则	分值	得分	备注（意见/建议）
出勤情况（5分）	有无迟到早退	5		
学徒职责（15分）	学习态度	5		
	工作责任心	5		
	对导师、患者态度	5		
临床实践能力（40分）	熟悉中医诊疗流程	5		
	掌握医案书写	5		
	熟练中医四诊技术	5		
	收集患者疾病信息资料	5		
	熟练运用病机分析	5		
	熟悉脏腑、气血津液辨证	5		
	熟悉卫气营血、三焦辨证方法	5		
	熟悉常见中药饮片形态特征	5		
参加科室学术活动（5分）	是否积极主动	5		
实践手册完成情况（35分）	完成病案、跟师心得记录情况	15		
	经典医籍阅读情况	10		
	完成导师诊治经验总结情况	10		
总得分（100分）				

评价时间： 年 月 日

重庆医药高等专科学校

中医现代学徒制学徒评教表

导师姓名：_____ 　　导师所属医院：_____

学徒姓名：_____ 　　学徒年级班级：_____

评价项目	评价指标	分值	得分	备注（意见/建议）
带教态度 （25分）	热爱中医，爱岗敬业，责任心强	5		
	言传身教，为人师表	5		
	带教意识强，主动指导学徒	5		
	带教态度认真，耐心解答学徒提问	5		
	对学徒严格要求，全面关心学徒成长	5		
带教内容 （25分）	知识目标、技能目标、素质目标明确	5		
	跟师主要以门诊抄方为主	5		
	及时检查并指导病案书写，修改病案并评定	5		
	详细指导学徒中医诊疗操作，并及时评定	5		
	注重中医临床思维的培养	5		
带教方法 （25分）	采用的教学方法、手段和形式与内容和谐统一	5		
	采用启发性教学，善于诱导学徒的临床思维	5		
	理论联系实际，注意学徒信息反馈	5		
	给学徒创造独立思维，动手操作机会	5		
	语言表达水平高，讲解清晰	5		
带教效果 （25分）	启发了中医临证思维	10		
	病案书写能力得到提高	5		
	熟悉了临床常用方药	5		
	熟悉了中医诊疗操作	5		
总得分（100分）				

评价时间：　年　月　日

重庆医药高等专科学校
跟师教学督查记录表

时间		地点	
督查人员		记录人	
督查内容			

督查过程记录及存在问题：

改进措施：

重庆医药高等专科学校

跟 师 日 志

_____学年第_____学期

_____专业_____班

导 师 姓 名：_____

学 徒 姓 名：_____

导师所在医院：_____

20××年 ×月　印制

《跟师日志》填写须知

1. 根据跟师安排,2 名学徒对应 1 名导师,因此 1 名导师需填写 1 本《跟师日志》。

2.《跟师日志》由学徒保管,导师填写或学徒在导师指导下如实填写。

(1)"跟师内容"——请简明扼要写明本次跟师带教内容。

(2)"学徒出勤情况"——请导师根据实际出勤情况填写。

3.《跟师日志》在导师带教结束后即时填写,由医院和学校共同审核,最后统一交回学校。

（　年　月　日）

			导师签字
上午	跟师内容		
	学徒出勤情况		
下午	跟师内容		导师签字
	学徒出勤情况		
晚上	跟师内容		导师签字
	学徒出勤情况		

医院科教科审核：

学院审核：

重庆医药高等专科学校

中医现代学徒制
跟师手册

专业名称：＿＿＿＿＿＿＿＿＿＿

年级班级：＿＿＿＿＿＿＿＿＿＿

学徒姓名：＿＿＿＿＿＿＿＿＿＿

实习单位：＿＿＿＿＿＿＿＿＿＿

指导教师：＿＿＿＿＿＿＿＿＿＿

20×× 年 × 月　印制

病案记录1

基本信息	姓名		性别	
	年龄		职业	
	就诊时间		诊次	初/___诊

主诉	
现病史	
现在症	
过敏史	
既往史	
相关检查	

诊断	中医诊断： 西医诊断：

辨证依据	

治疗方案	治则	
	治法	
	处方	
	其他	

复诊情况	
按语	

（空白不足请附页）

带教老师评语：_____

_____

_____

_____

跟师学习心得

导师姓名		导师所在医院	
学徒姓名		学徒年级班级	
起止时间		年　月　日—— 年　月　日	

本阶段跟师见习,临证(实践)主要病种:

本阶段跟师心得体会(要求理论联系实际,不少于 1 000 字,可附页)

指导老师(签字):_____

年　月　日

跟师学习小结

导师姓名		导师所在医院	
学徒姓名		学徒年级班级	
起止时间	年　月　日—— 年　月　日		

本周跟师临证(实践)主要病种：

本周跟师心得体会(要求理论联系实际,不少于600字,可附页)

指导老师(签字)：＿＿＿＿＿＿＿

年　　　月　　　日

读书笔记

教材/参考书名称	出版社	主编	出版时间

读书报告（1 000 字以上）

评分：

指导老师（签字）：＿＿＿＿＿＿

年　　月　　日

导师最擅长的 1 个病种的诊治经验总结

个人总结(2 000 字以上)

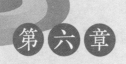

第六章
中医现代学徒制学徒结业考核标准

一、学徒参加结业考核条件

1. 完成三个阶段跟师学习。

2. 完成心得体会5篇,跟师小结20篇,读书笔记3篇,见习记录5份,病案55份,导师最擅长的1个病种的诊治经验总结1份。

二、结业考核内容

1. 结业考核采取 mini-CEX 临床评价,以模拟临床诊疗对学徒各项临床能力进行评分,综合评价学徒的实践操作能力。

2. 中医现代学徒制学徒结业考核 mini-CEX 评分表(见表3-6-0-1)。

表3-6-0-1　中医现代学徒制学徒结业考核 mini-CEX 评分表

序号	指标	内　涵	分数	得分
1	中医 四诊技能 (30分)	1. 望(神、色、舌象、异常姿态、痰涕、大便、小便等)	10	
		2. 闻(声音、气味等)	5	
		3. 问(现病史、主诉是否正确)	10	
		4. 切(脉象是否正确)	5	
2	临床思维及 理法方药 (30分)	1. 根据所获取的病情资料得出正确的中医病证诊断	5	
		2. 具有鉴别诊断能力	5	
		3. 运用中医理论对疾病做出合理的病证分析	8	
		4. 开出合理的处方	7	
		5. 能给出合理的预防调护建议,对患者进行健康教育	5	
3	沟通技能 (10分)	1. 使用礼貌用语,让人有亲切感	3	
		2. 语言表达简明扼要、容易理解、语速适当	3	

序号	指标	内　涵	分数	得分
3	沟通技能 （10分）	3. 肢体语言符合要求	2	
		4. 表情、语气、沟通自然	2	
4	体格检查及 辅助检查 （10分）	1. 向患者说明体格检查的目的和部位	1	
		2. 在体检前、后洗手	1	
		3. 准备所需的体检器械	1	
		4. 体格检查系统全面，不遗漏重要项目	2	
		5. 根据病情按照合理顺序进行体检，避免反复改变患者的体位	2	
		6. 手法轻柔，尽量避免造成患者不适或痛苦	1	
		7. 了解血常规、尿常规、大便常规、胸片、心电图等检查的正常值及意义	2	
5	人文关怀 （10分）	1. 仪表端庄、态度谦和	2	
		2. 尊重患者，注意患者的舒适感，注意保护患者隐私	3	
		3. 富有同情心，耐心倾听	2	
		4. 耐心向患者及家属解释病情和处置的原因	3	
6	组织效能及 整体表现 （10分）	1. 在规定时间内完成考核	1	
		2. 准确判断病情的能力	2	
		3. 整体掌控能力	2	
		4. 整体效率	2	
		5. 及时且简洁地处理患者事务	1	
		6. 具有整合能力	1	
		7. 有效地利用资源提供最佳医疗服务	1	
		合计	100	

三、结业考核流程

学徒提前半小时检录和存包后，在候考室候考，并进行抽签（以导师为单位）。按照抽签顺序，先请患者和导师到考室，导师10分钟内完成诊治，结束后在答题室填写病案（见附表）。导师离开考室后，请该导师的学徒进入考室进行诊治（10分钟内），该学徒诊治结束后嘱其在答题室单独完成病案（20分钟内），待2名学徒诊治完成后，患者离开考场。待导师及学徒诊治患者完毕后，考核专家根据学徒接诊表现,对照学徒的病案与导师的病案后,完成评分表,得出 TCM-mini-CEX 临床技能考核成绩(见图 3-6-0-1)。

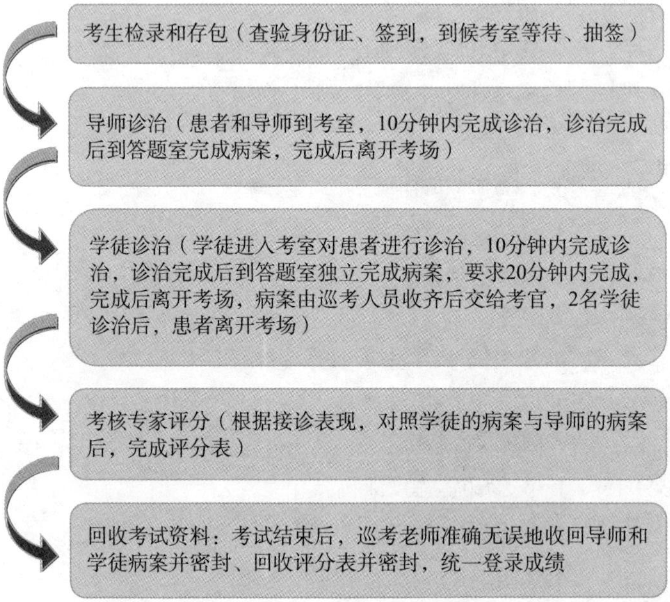

考生检录和存包(查验身份证、签到,到候考室等待、抽签)

导师诊治(患者和导师到考室,10分钟内完成诊治,诊治完成后到答题室完成病案,完成后离开考场)

学徒诊治(学徒进入考室对患者进行诊治,10分钟内完成诊治,诊治完成后到答题室独立完成病案,要求20分钟内完成,完成后离开考场,病案由巡考人员收齐后交给考官,2名学徒诊治后,患者离开考场)

考核专家评分(根据接诊表现,对照学徒的病案与导师的病案后,完成评分表)

回收考试资料:考试结束后,巡考老师准确无误地收回导师和学徒病案并密封、回收评分表并密封,统一登录成绩

图 3-6-0-1 结业考核流程图

四、场地及人员安排

1. 考试场地 候考室一间、考室一间、答题室一间。

(1)候考室要求:与其他办公、治疗区域隔开,互不干扰,面积不小于 20 平方米。配置挂钟 1 个、抽签器 1 个。

(2)考室要求:与其他办公、治疗区域隔开,互不干扰,面积不小于 15 平方米。每个考室应配置诊察桌 2 张、凳子 4 个、计时器 1 个、挂钟 1 个、抽签器 1 个、医用垃圾桶 2 个、垃圾袋若干、脉诊垫、听诊器、汞柱式血压计、叩诊锤、压舌板、手电筒、消毒棉签、检查床、手消毒液等。

(3)答题室要求:与其他办公、治疗区域隔开,互不干扰,面积不小于 20 平方米。考生座位单人单桌,前后左右间距不小于 80cm。配置挂钟 1 个、计时器 1 个。

2. 人员安排

考室:每个考室安排 1 名主考官和 1 名考官,1 名工作人员。

候考室:1 名工作人员。

答题室:2 名监考人员。

五、岗位职责

1. 主考官职责

（1）按照评分标准对考生应试情况予以评分。

（2）维护考试纪律,制止并上报考生违规违纪行为。

（3）准确并规范地填写评分表。

（4）认真核对考生证件。

（5）全面负责所在考组的结业考核执考工作,公平处理本组考官在评分过程中出现的分歧。

（6）及时处置并上报考试过程的突发事件。

2. 考官职责

（1）按照评分标准对考生应试情况予以评分。

（2）维护本站考试纪律,制止并上报考生违规违纪行为。

（3）准确并规范的填写评分表。

（4）认真核对考生证件。

3. 监考人员职责

（1）以高度负责的态度做好考室的监督、检查工作,严格维护考室纪律、制止违纪行为,确保考试公正、顺利地进行。

（2）监考员必须佩带规定标志,严格遵守有关制度,不迟到,不早退,不擅离职守。

（3）在学徒进入答题室前应检查、清理考室。

（4）开考时间由监考人员根据学徒诊治情况自行掌握,按时按责完成监考工作。

（5）考试开始后,一名监考员在前台监视,另一名监考员逐个认真核对学徒在医案上所填写的姓名、学号等规定信息是否正确、完整。

（6）考试过程中监考员应保持一人在台前监视,一人在考室巡视,不得随意离开考室。监考员对考试内容不得做任何解释,但对印刷文字不清之处所提出的询问,应当众答复。

（7）监考员要认真监督考生应试,制止考生违反考试纪律的行为,不得隐瞒袒护,并必须如实地将违纪学徒的违纪行为向医院或学校汇报。

（8）监考员对学徒既要严格执行考试纪律,又要耐心说服,不要因执行纪律而影响考试正常秩序。

（9）监考员有权制止除佩戴规定标志以外的人进入考室。未经允许,不得在考室内照相、录像。

（10）监考员在考室内不得做与监考无关的事情(如吸烟、阅读书报、谈笑、抄作医案、检查学徒答题情况等),不得提前或拖延考试时间。在考试期间,不得以任何理由把医案带出或传出考室。

（11）考试结束信号发出后,监考员立即要求学徒停止答题,并将医案翻放在桌子上。

（12）监考员清点、核对考生医案,在考试结束后当场装袋密封。

4. 工作人员职责

（1）核对学徒身份证信息,严禁学徒携带通讯工具,以及与考试相关材料进入考场。

（2）负责学徒随身携带物品的存放和保管。

（3）维持候考室秩序。

（4）传递考试各项资料。

（5）引导学徒、导师、患者进入和离开考场。

（6）忠于职守、坚持原则、不擅离职守。

附:病案记录表

病案记录

基本信息	姓名		性别	
	年龄		职业	
	就诊时间		诊次	初／＿诊
主诉				
现病史	（包含四诊情况）			
现在症				
过敏史				
既往史				

续表

相关检查		
诊断	中医诊断： 西医诊断：	
辨证依据 及分析		
治疗方案	治法	
	方药及煎服法	
	预防调护建议	

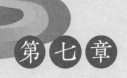

第七章

中医现代学徒制学徒导师考核标准

见表 3-7-0-1。

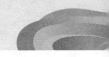

表 3-7-0-1　中医现代学徒制导师考核指标体系

一级指标	二级指标	评分标准	分值
带教计划 （7.4 分）	内容的 完整性和符 合程度	带教计划完整，按照每阶段跟师标准制订，内容符合跟师标准要求（跟师 1 周的详细到天；跟师 1 个月或 2 个月的，详细到周；实习阶段跟师，详细到月）： 1. 有 1~3 个漏项或不符合项目，扣 1 分 2. 有 4 个及以上漏项或不符合项目，扣 1.9 分	1.9
	目标的 符合程度	跟师目标符合该阶段跟师标准： 1. 部分符合，扣 0.8 分 2. 完全不符合，扣 1.6 分	1.6
	重点的 针对性	重点突出，有针对性： 1. 针对性不强，扣 0.9 分 2. 完全没有针对性，扣 1.9 分	1.9
	考核的 可操作性	具有可操作性： 1. 操作性不强，扣 1 分 2. 完全没有操作性，扣 2 分	2
跟师教学 日志 （10.3 分）	跟师内容	每周跟师学习情况都进行了记载： 有缺失，扣 0.8 分	0.8
	导师签字	每次跟师学习都有导师签字确认： 有缺失，扣 0.7 分	0.7
	学徒考勤	每次跟师教学，导师都进行了考勤，有学徒考勤记录： 有缺失，扣 0.8 分	0.8
	跟师内容与 跟师计划的 一致性	跟师教学内容与跟师计划出入： 1. 在 10% 以内（跟师时间 1 周即半天；跟师时间 1 个月即 2 天；跟师时间 2 个月即 4 周；实习阶段跟师即 1 个月）扣 1 分	3

续表

一级指标	二级指标	评分标准	分值
跟师教学日志（10.3分）	跟师内容与跟师计划的一致性	2. 在20%以内（跟师时间1周即1天；跟师时间1个月即4天；跟师时间2个月即8天；实习阶段跟师即1.5个月）扣2分 3. 在30%之内跟师时间1周即2天及以上；跟师时间1个月即1周及以上；跟师时间2个月即2周及以上；实习阶段跟师即2个月及以上），扣3分	
	跟师门诊时间	确保每周有足够时间跟师门诊： 1. 每周有5个半天，得满分 2. 每少一个半天，扣1分	5
医案、心得等批改（15.1分）	批改完整性	导师对所有医案、心得、读后感、经验总结等都进行了批改：每少一次批改，扣1分，扣完为止	5.4
	详细批改医案	导师每个阶段至少对一份医案进行了详细批改，有详细的批语： 1. 有详细批改但没批语的，扣2分 2. 有批语但没详细批改的，扣3分 3. 没有批语，批改不详细的，扣5分	5
	详细批改心得等其他资料	导师每个阶段至少对一个心得或总结或读后感等进行了详细批改，有详细的批语： 1. 有详细批改但没批语的，扣2分 2. 有批语但没详细批改的，扣3分 3. 没有批语，批改不详细的，扣4.7分	4.7
督查结果（14.5分）	医院督查情况	导师出勤情况：有无故缺勤情况的，扣1.7分	1.7
		医德医风（医院可通过患者评价、同行评价进行评议）： 1. 优秀5分 2. 良好4分 3. 一般3分 4. 较差1分	5
		抽查时，导师带教内容和进度与计划一致：不一致，扣1.4分	1.4
	学校督查情况	巡查时，导师带教内容和进度与计划一致：不一致，扣1.4分	1.4
		师德师风（学校通过评教表评定）： 2名学徒评教表"带教态度"部分平均分/25×5	5

续表

一级指标	二级指标	评分标准	分值
跟师成效 (49.2 分)	学徒成绩	计算方法(分学年计算,如大一学生就计算第一学年成绩,大二学生就计算第二学期年成绩,以此类推): 第一学年:(寒假跟师成绩 + 暑假跟师成绩)/2 × 0.316 第二学年:(寒假跟师成绩 + 暑假跟师成绩)/2 × 0.316 第三学年:mini-CEX 结业考核测试成绩 × 0.316	31.6
	学徒评教	计算方法: 2 名学徒评教结果的平均分 × 0.176	17.6
加分项 (3.5 分)	科室小讲座	开设了针对跟师学徒的讲座(需提供佐证资料,如简报或照片): 1. 每周至少 1 次,得 2.1 分 2. 每阶段至少 1 次,得 1 分 3. 没有开展,得 0 分	2.1
	导师工作室示教	利用导师名中医工作室,开展针对跟师学徒的四诊示教(需提供佐证资料,如简报或照片): 1. 每周至少 1 次,得 1.4 分 2. 每阶段至少 1 次,得 0.7 分 3. 没有开展,得 0 分	1.4
总计			100

第四篇

中医现代学徒制各项配套制度

第一章

重庆市卫生和计划生育委员会文件

关于成立中医现代学徒制专家委员会、设立中医学徒制试点基地、建立中医现代学徒制导师库的通知（渝中医〔2018〕22号），见图4-1-0-1~4-1-0-8。

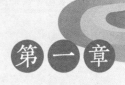

图 4-1-0-1　重庆市卫生和计划生育委员会文件 -1

科学校牵头开展中医现代学徒制工作,成立中医现代学徒制专家委员会、设立中医现代学徒制试点基地、建立中医现代学徒制导师库,拟纳入中医药科技重点项目予以支持。现将有关事项通知如下:

一、成立中医现代学徒制专家委员会

(一)主任。

方明金 重庆市卫生和计划生育委员会巡视员。

(二)副主任。

郭剑华 重庆市中医骨科医院,主任中医师,全国名中医;

王辉武 重庆医科大学,教授,主任中医师,全国名中医;

周天寒 重庆市中医药学会会长,主任中医师,重庆市名中医;

冯连贵 重庆医药高等专科学校校长,主任医师。

(三)委员。

曾朝芬 永川区中医院,主任中医师,重庆市名中医;

秦耘 江北区中医院,主任中医师,重庆市名中医;

万鹏 北碚区中医院副院长,主任中医师,重庆市高级中医药人才;

张建红 铜梁区中医院,主任中医师,铜梁区名中医;

杨岸森 九龙坡区中医院,主任中医师,重庆市中医药专家学术继承人;

-2-

图 4-1-0-2 重庆市卫生和计划生育委员会文件 -2

刁　鹏　江津区中医院副院长，副主任中医师；

赖　利　重庆医药高等专科学校附属陈家桥医院院长。

（四）专委会下设秘书处，挂靠市卫生计生委中医综合处。主任由中医综合处处长张永贵兼任，副主任为重庆医药高等专科学校副校长何坪。

（五）专委会工作职责。

1. 为中医现代学徒制工作提供政策咨询和相关指导性意见与建议。

2. 指导编制和论证中医现代学徒制项目实施方案。

3. 研究推进中医现代学徒制工作中遇到的重大问题，并探讨解决方案。

二、设立中医现代学徒制试点基地

试点基地：江北区中医院、九龙坡区中医院、北碚区中医院、江津区中医院、永川区中医院、铜梁区中医院、重庆医药高等专科学校附属陈家桥医院。

三、建立中医现代学徒制导师库

聘任万鹏等 74 名同志为中医现代学徒制导师，具体名单见附件。

附件：中医现代学徒制导师库名单

-3-

图 4-1-0-3　重庆市卫生和计划生育委员会文件 -3

（此页无正文）

重庆市卫生和计划生育委员会
2018 年 7 月 12 日

-4-

图 4-1-0-4　重庆市卫生和计划生育委员会文件 -4

附件

中医现代学徒制导师库名单

医 院	姓 名	学科专业	专业技术职称	累计从事中医工作年限
江北区中医院	叶秀英	中医内科	主任中医师	32 年
	秦 耘	中医学	主任中医师	36 年
	宋卫红	中医五官科学	副主任中医师	25 年
	王 容	针灸推拿	副主任中医师	17 年
	张永良	中医内科	副主任中医师	39 年
	廖 泽	中医内科	主治中医师	38 年
	张弘星	中医五官科学	主治中医师	29 年
	张 雷	中医五官科学	主治中医师	35 年
	陈 昕	中医外科	主治中医师	10 年
	陈 亮	中医内科	主治中医师	20 年
九龙坡区中医院	朱长林	中医学	主任中医师	42 年
	杨岸森	中医内科	主任中医师	23 年
	肖 霞	中医学	主任中医师	23 年
	易富荣	中医内科	副主任中医师	35 年
	任胜洪	中医内科	副主任中医师	17 年
	罗淑文	针灸推拿	副主任中医师	30 年
	何本阳	中医内科	副主任中医师	18 年
	罗国强	中医骨伤科学	副主任中医师	18 年
	李天慧	中医内科	副主任中医师	24 年
	谢银芳	中医学	副主任中医师	10 年
	储 俐	中医学	主治中医师	15 年

-5-

图 4-1-0-5　重庆市卫生和计划生育委员会文件 -5

	万鹏	中西医结合	主任医师	18 年
北碚区中医院	李萍	中医内科	主任中医师	23 年
	雷勋	中医学	主任中医师	28 年
	王辉	中西医结合	主任医师	19 年
	冯启廷	针灸推拿	主任医师	18 年
	戴炳金	针灸推拿	主任中医师	25 年
	周德奇	中医学	副主任中医师	19 年
	田嵘榛	中医脾病	副主任中医师	22 年
	王亚明	中医内科	副主任中医师	21 年
	肖光志	中医内科	副主任中医师	36 年
江津区中医院	刘德洋	中医内科	副主任中医师	43 年
	张安富	中医内科	主任中医师	35 年
	刘刷	中医内科	主任中医师	25 年
	桂平	中医内科	主任中医师	25 年
	王金亮	中医骨伤科学	主任中医师	23 年
	刘德果	中医内科	副主任中医师	36 年
	文光彬	中医骨伤科学	副主任中医师	15 年
	王忠志	中医内科	副主任中医师	15 年
	孙景环	中医内科	主治中医师	10 年
	李远梯	中医内科	主治中医师	11 年
永川区中医院	邓兴学	中医学	副主任中医师	35 年
	肖顺琼	中西医结合	主任医师	19 年
	曾朝芬	中西医结合	主任中医师	33 年
	阳正国	中医学	主任中医师	32 年
	彭勋超	针灸推拿	主任中医师	20 年
	李兴琼	针灸推拿	主任中医师	27 年

-6-

图 4-1-0-6　重庆市卫生和计划生育委员会文件 -6

	蔡增进	中医学	主任中医师	21 年
	何中美	中医学	主任中医师	23 年
	彭 玲	中西医结合	主任中医师	23 年
	何高星	中医内科	主任中医师	42 年
	张明萍	中医学	主任中医师	26 年
	李斯梅	中医内科	副主任中医师	55 年
永川区中医院	金贵根	中医学	副主任中医师	18 年
	王 春	中医学	副主任中医师	23 年
	谢 颖	中医学	副主任中医师	21 年
	唐志宇	中医学	副主任中医师	19 年
	彭志财	中医学	副主任中医师	23 年
	姜维成	中医学	副主任中医师	20 年
	黄生维	中医学	副主任中医师	15 年
	王博伟	中医学	主治中医师	10 年
	杨丽君	中医学	主治中医师	10 年
	卞 炜	中医学	主治中医师	10 年
	傅念生	中医学	主治中医师	30 年
	汪克敏	中医内科	主任中医师	27 年
	张建红	中医内科	主任医师	25 年
	李卫国	中西医结合	主任中医师	15 年
铜梁区中医院	邹长国	中医内科	副主任中医师	42 年
	古献兰	中医内科	副主任中医师	26 年
	何庆淮	中医内科	副主任中医师	40 年
	冯 云	中医内科	副主任中医师	26 年
	周 渭	中医内科	副主任中医师	10 年
	唐海峰	中医内科	副主任中医师	19 年

-7-

图 4-1-0-7　重庆市卫生和计划生育委员会文件 -7

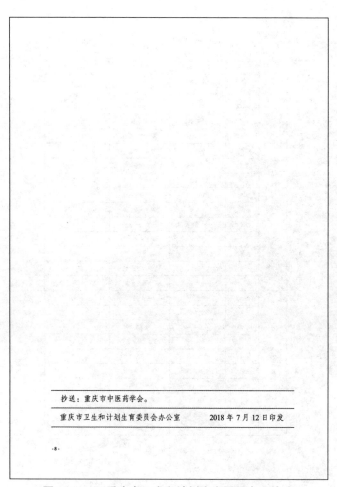

抄送：重庆市中医药学会。

重庆市卫生和计划生育委员会办公室　　　2018 年 7 月 12 日印发

-8-

图 4-1-0-8　重庆市卫生和计划生育委员会文件 -8

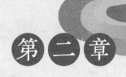

第二章

重庆市中医药学会文件

第一节　学徒结业考核委托协议

见图 4-2-1-1。

委托协议

委托人：<u>重庆医药高等专科学校</u>　签订地点：<u>重庆医药高等专科学校</u>

受托人：<u>重庆市中医药学会</u>　签订时间：2018 年 3 月 15 日

第一条　委托人委托受托人处理 2018 年中医现代学徒制结业考核事务。

第二条　受托人处理委托事务的权限与具体要求：受托人在规定时间内完成 2018 年中医现代学徒制结业考核，应在 4 月 30 日前完成结业考核专家遴选及结业考核安排，应在 5 月 30 日前安排考核专家完成结业考核。

第三条　委托期限自 2018 年 3 月 20 日至 2018 年 9 月 20 日止。

第四条　受托人有将委托事务处理情况向委托方报告的义务。

第五条　受托人将处理委托事务所取得的财产转交给委托人的时间、地点及方式：2018 年 6 月 15 日-6 月 30 日将结业考核结果（含考核专家名单、结业考核方案、结业考核成绩等）转交至重庆医药高等专科学校中医学院综合办。

第六条　报酬及支付方式：另行商定。

第七条　本合同解除的条件：受托方未在规定时间内完成结业考核，合同自动解除。

第八条　违约责任：如受托方未按要求完成培训工作，委托方无需支付相关费用。

第九条　合同争议的解决方式：本合同在履行过程中发生争议，由双方当事人协商解决。协商不能的，交重庆市沙坪坝人民法院解决。

委托人　　　　　受托人

代表人　　　　　代表人 　　　____年____月____日

图 4-2-1-1　委托协议

第二节　关于印发现代学徒制学徒岗位标准、导师标准、诊室标准、学徒结业考核标准的通知（节选）

见图 4-2-2-1。

重庆市中医药学会

关于印发中医现代学徒制学徒岗位标准、导师标准、诊室标准、学徒结业考核标准的通知

各专业委员会、团体会员及有关单位、区县中医药学会：

根据国家《中医药法》和国务院办公厅《关于深化产教融合的若干意见》（国办发〔2017〕95 号）关于全面推行现代学徒制的精神，为了更好的促进全市中医现代学徒制试点工作的开展，特制订中医现代学徒制学徒岗位标准、导师标准、诊室标准、学徒结业考核标准，具体见附件。望遵照执行。

附：

1. 中医现代学徒制学徒岗位标准（试行）。
2. 中医现代学徒制导师标准（试行）。
3. 中医现代学徒制诊室标准（试行）。
4. 中医现代学徒制学徒结业考核标准（试行）。

重庆市中医药学会
2018 年 1 月 16 日

图 4-2-2-1　关于印发现代学徒制学徒岗位标准、导师标准、诊室标准、学徒结业考核标准的通知（节选）

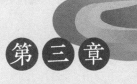

第三章

合作医院管理文件

第一节　中医现代学徒制管理办法（节选）

见图 4-3-1-1~4-3-1-7。

重庆市九龙坡区中医院文件

九龙坡中医发〔2018〕7号

重庆市九龙坡区中医院
关于印发《中医现代学徒制管理办法》的
通知

院各科室、部门：

　　现将《中医现代学徒制管理办法》印发给你们，请认真组织
学习，遵照执行。

重庆市九龙坡区中医院
2018年1月5日

— 1 —

图 4-3-1-1　合作医院管理制度 -1

重庆市九龙坡区中医院
中医现代学徒制管理办法

为进一步促进中医现代学徒制管理工作制度化、规范化、科学化，切实提高中医现代学徒制教育教学质量，特制订本办法。

一、中医现代学徒制管理部门

第一条　中医现代学徒制管理工作由医院科教科统筹负责。

第二条　工作职责：

1.负责医院中医现代学徒制教学管理。

2.负责医院中医现代学徒制学生管理。

3.负责医院名中医导师工作室管理。

二、中医现代学徒制教学管理

第三条　安排跟师教学任务。要求：

1.严格按学校下达的跟师教学任务安排落实跟师教学任务，不得随意增减、调整跟师教学任务的阶段安排，不得随意增减跟师时间。

2.落实跟师教学任务时，原则上应安排该学生的学徒制导师。如遇导师因公事、病假不能带教，可以酌情考虑导师所在科室的其他医生（要求中级职称以上，并有10年以上的临床经验）或其他导师带教，并在医院和学院备案。

3.经考核，凡考核为不合格的导师，停止其下一学年承担跟师

— 2 —

图 4-3-1-2　合作医院管理制度 -2

教学任务，并停止招收学生。

第四条　审核跟师带教计划。在接到跟师教学任务后，按照跟师教学课程标准，组织导师编写跟师带教计划。经审核后，提前一个月把电子档发到学校。跟师带教计划共 4 份，由医院科教科、学校教务处、学院、导师本人各留存一份。

第五条　定期组织检查性或观摩性听课，及时检查带教效果，总结交流带教经验，填写巡查记录，巡查记录表中存在的问题应及时向医院和学校反馈，并同时在医院、学校各留存一份。

第六条　巡查记录包括：

1.跟师日志是否与跟师教学计划表一致。如果不一致，应注明实际进度以及有多大的偏离。

2.跟师手册导师的批阅情况。

3.学生出勤情况。

4.学生对导师跟师教学的反馈意见。

5.导师对跟师教学情况、学生学习情况的反馈意见。

6.导师现场带教的方法与技巧、学生现场跟师的情况。

第七条　在跟师教学结束后，统一回收和检查学生跟师手册、跟师日志、考核表、评学表、评教表返回学校。评学表、评教表在医院、学校各留存一份。

三、中医现代学徒制学生管理

第八条　学生跟师学习期间，应遵守医院的各项规章制度和

— 3 —

图 4-3-1-3　合作医院管理制度 -3

医疗操作规程。

　　第九条　学生必须穿戴整洁白大衣帽、佩带"实习医生"上岗证等相关证件方可上岗。工作期间应做到语言文明、态度和蔼、举止大方、精神饱满。遵守医护人员礼仪规范。

　　第十条　学生跟师期间无寒假、暑假，一般节假日应服从导师安排，不得无理要求，需要离开医院者，必需履行请假手续。请假程序参照学校和医院实习管理相关规定。

　　第十一条　学生必须爱护医院公物，凡贵重仪器及设备未经带教教师批准不得擅自动用。如未经带教教师批准动用贵重仪器及设备致损坏者，应照价赔偿。

　　第十二条　学生要积极参加所在科室的业务活动，如病例分析、典型病例讨论、学术报告、科室讲座、死亡病例讨论等。

　　第十三条　严格执行保护医疗制度。患者医疗情况属于保密范围的不得向患者及家属泄露。在对患者和家属解释病情时，需事先征得导师或上级医师的同意。不得单独对患者做任何处理和谈话。

　　第十四条　学生不得单独处理病人。所开的医嘱、处方、各种申请单、化验单须经导师或上级医生同意并签名才有效。不得在没有导师或上级医师不在场的情况下进得医疗操作，不得在未经带教教师或上级医师同意的情况下进行医疗操作。有任何问题需及时向导师或上级医师报告。

— 4 —

图 4-3-1-4　合作医院管理制度 -4

第十五条 跟师期间统一安排住宿，确保学生的人身、财产安全。如果由于其他原因，导致学生不能住宿或者医院无法提供住宿，医院与学生之间签订安全协议。

四、名中医导师工作室管理制度

第十六条 名中医导师工作室成员由学徒制导师、医院名中医和业务骨干、学校专业带头人和骨干教师组成。

第十七条 名中医导师工作室职责：

1.参与中医现代学徒制工作，提高师承教育教学质量，促进师承教育和院校教育有机结合。

2.参与临床实习、见习教学工作，提高临床带教水平，促进高素质中医药技能型人才的培养。

3.参与中医药类专业和学科培养模式、课程体系、教学内容、教学方法和教学手段的改革，加强院校合作，提升中医药类人才的培养质量。

4.整理总结名中医导师学术思想、技术专长、临床经验，开展相关领域科研活动，提高名中医导师的学术水平和诊疗水平。

5.发挥名中医导师的牵头和辐射作用，促进学徒、实习生和其他年轻医生的成长。

第十八条 名中医导师工作室设备管理使用要求：

1.名中医导师工作室配有的电脑、投影仪、录播系统等设备，仅用于工作室成员使用，其他人员不得随意使用。

— 5 —

图 4-3-1-5 合作医院管理制度 -5

　　2.严禁使用工作室的设备从事与本职工作无关的事项。

　　3.使用设备前应详细阅读操作手册,严格按照操作规范正确使用,工作室负责人负责监督检查。

　　4.各类设备的保养和维修,由工作室成员参照规范,正确使用,注重平时保养。

　　第十九条　名中医导师工作室办公设备的维修:

　　1.设备发生故障无法使用时,设备使用人应报修。对设备的维修,更换零件要进行登记备案。

　　2.在保修期内的设备,工作室负责人应联系供应商进行维修;保修期外的设备,由医院自行按照最经济可行的报修方案进行维修,由工作室负责人按照维修的真实情况,填写维修记录。

　　第二十条　名中医导师工作室设备的盘点及赔偿:

　　1.工作室设备由负责人每年盘点清查一次,做到账物相符。

　　2.在规定的使用年限期间,因个人原因造成办公设备毁损、丢失、被盗等,所造成的经济损失由个人承担。

图 4-3-1-6　合作医院管理制度 -6

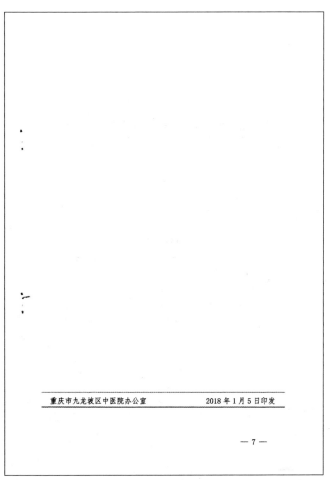

图 4-3-1-7 合作医院管理制度 -7

第二节 认定 2017 级中医现代学徒制 学徒的通知（节选）

见图 4-3-2-1~4-3-2-2。

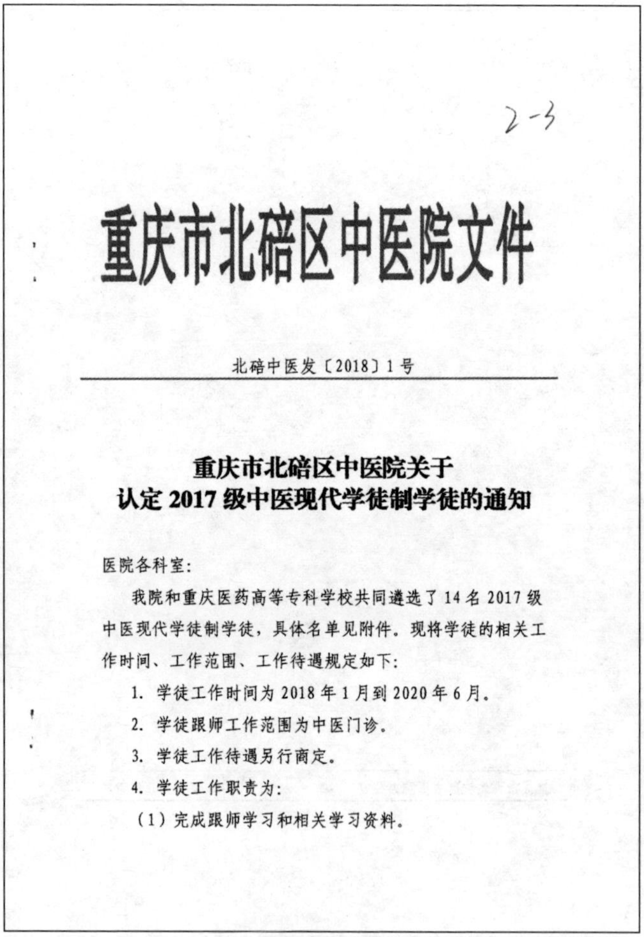

2-3

重庆市北碚区中医院文件

北碚中医发〔2018〕1号

重庆市北碚区中医院关于
认定 2017 级中医现代学徒制学徒的通知

医院各科室：

我院和重庆医药高等专科学校共同遴选了 14 名 2017 级中医现代学徒制学徒，具体名单见附件。现将学徒的相关工作时间、工作范围、工作待遇规定如下：

1. 学徒工作时间为 2018 年 1 月到 2020 年 6 月。

2. 学徒跟师工作范围为中医门诊。

3. 学徒工作待遇另行商定。

4. 学徒工作职责为：

（1）完成跟师学习和相关学习资料。

图 4-3-2-1 学徒制认定文件 -1（节选）

（2）完成导师交待的各项任务。

附件：重庆市北碚区中医院 2017 级中医现代学徒制学徒
名单

重庆市北碚区中医院
2018 年 1 月 5 日

重庆市北碚区中医院党政办公室 2018 年 1 月 5 日印发

图 4-3-2-2 学徒制认定文件 -2（节选）

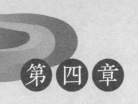

第四章

学校 - 医院联合出台的文件

第一节　校院合作协议（节选）

见图 4-4-1-1、4-4-1-2。

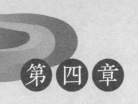

图 4-4-1-1　院校合作协议 -1

7.学校与医院共同建设中医学专业教育教学质量评估体系；

8.学校与医院共同面向社会开展中医药科普知识传播等社会

服务；

9.医院作为学校专任教师临床实践基地；

10.学校聘请医院兼职导师承担专业课程教学。

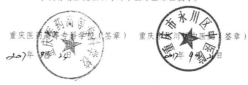

重庆医药高等专科学校（签章）　重庆市永川区中医院（签章）

20l7年8月24日　　　　　2017年9月2l日

图 4-4-1-2　院校合作协议 -2

第二节 双导师双向挂职锻炼、横向联合技术研发、专业建设的激励和考核办法(节选)

见图 4-4-2-1~4-4-2-3。

重庆医药高等专科学校文件
重庆市北碚区中医院文件

北碚中医发〔2018〕69号

重庆医药高等专科学校
重庆市北碚区中医院
关于印发《中医现代学徒制双导师双向挂职
锻炼、横向联合技术研发、专业建设的
激励和考核办法》的通知

医院各科室:

为了进一步推进中医现代学徒制深入开展,打造一支临床能力突出、教学能力卓越的双导师队伍,现将《重庆市北碚区中医院中医现代学徒制双导师双向挂职锻炼、横向联合技术研发、专业建设的激励和考核办法》印发给你们,请遵照执行。

重庆医药高等专科学校 重庆市北碚区中医院
2018年7月3日

重庆市北碚区中医院党政办公室 2018年7月3日印发

图 4-4-2-1 激励和考核办法 -1

重庆市北碚区中医院中医现代学徒制双导师双向挂职锻炼、横向联合技术研发、专业建设的激励和考核办法

为了进一步推进中医现代学徒制深入开展，打造一支临床能力突出、教学能力卓越的双导师队伍，特制定此办法。

一、双向挂职锻炼

1. 鼓励学校导师到医院行业实践，具体管理和考核办法参照《重庆医药高等专科学校关于印发专任教师赴附属医院实践工作管理办法》（重医高专[2018]78号）。

2. 鼓励医院导师到学校授课，具体管理和考核办法见《重庆市北碚区中医院教师管理办法》。

二、横向联合技术研发

鼓励学校导师和医院导师联合开展横向技术研发。学校导师管理和考核办法参照《重庆医药高等专科学校关于修订教科研工作考核与奖励实施办法（试行）的通知》（重医高专[2017]239号）。医院导师参照《重庆市北碚区中医院关于第二次修订<北碚区中医院实行岗位设置管理工作人员竞聘上岗实施方案>的通知》。

三、专业建设

鼓励学校导师和医院导师共同参与专业建设。学校导师管理和考核办法参照《重庆医药高等专科学校关于修订教科研工作考核与奖励实施办法（试行）的通知》（重医高专

图 4-4-2-2　激励和考核办法 -2

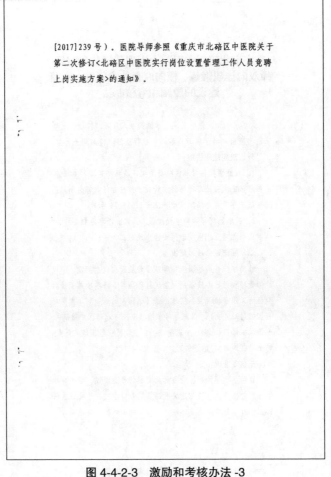

图 4-4-2-3 激励和考核办法 -3

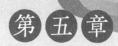

第五章
学校相关配套制度

第一节　中医学现代学徒制领导小组名单及职责

为了保证学校承担的教育部第二批中医现代学徒制试点项目的顺利实施,确保项目建设任务如期完成,经学校研究,决定成立教育部第二批中医学现代学徒制领导小组。

一、成立中医学现代学徒制领导小组(招生招工领导小组)

组长:(略……)

副组长:(略……)

成员:(略……)

工作职责:

1. 对项目建设目标、任务、内容、资金筹措、经费分配及人员调配等重大事项进行领导、组织协调与统筹安排。

2. 制订项目建设顺利完成的各项制度及措施,督导建设资金的使用,自觉接受市教委、市财政局、审计和监察等部门对项目实施过程和结果进行监控、检查和审计。

3. 定期召开会议,指导并监督项目建设进度与质量,项目实施提出建设性的建议与意见。

4. 负责院校联合招生招工(学徒)。

二、领导小组下设项目建设办公室,挂靠中医高等院校

项目建设办公室主任:(略……)

项目建设办公室成员:(略……)

工作职责:

1. 在领导小组的指导下,全面负责项目建设的统筹管理工作。

2. 负责组织部署各项目的实施与验收,协调学校各部门及各试点基地的关系。

3. 负责项目实施过程质量的监管与效果评价,完成建设总报告撰写,以及建设资料的归档与成果提炼等工作。

4. 协助学校账务处完成项目预(决)算工作,保证专项经费使用规范合理高效。

5. 负责项目建设的其他相关工作。

第二节 中医学现代学徒制建设团队名单及职责

为了保证中医学现代学徒制工作的顺利开展,保障项目建设任务如期完成,经学校研究决定,成立中医学现代学徒制建设团队,团队成员组成如下。

一、专业带头人(2人)

校内:(略……)

校外:(略……)

工作职责:

1. 主持并指导制订本专业建设规划,确定人才培养模式,在专业建设和教学改革中发挥主导作用。

2. 主持开展专业发展状况调研、专业人才需求状况调研和毕业生跟踪调查,建设期间内完成调研报告。

3. 依据职业岗位群所需要的专业知识、职业能力、综合素质,结合学院的实际情况,确立核心课程和核心实践能力,主持编制、修订专业人才培养方案。

4. 做好课程改革与建设工作。组织本专业教师认真学习和探讨高职课程建设的内涵与外延,根据课程建设的评价标准,制订相应的中短期目标,并组织实施,不断完善。

5. 指导本专业教学团队建设工作,根据专业建设需要,协助学校制订和实施"双师素质"师资队伍培养规划和人才引进计划,有重点地培养专业骨干教师,建设期间内指导本专业骨干教师1~2名。

6. 负责本专业校内外实践教学基地建设,积极参与和拓展本专业校企合作和校内外实训基地建设,提高教师和学徒的实践教学和实际动手能力,促进工学结合。同时积极争取市级实训基地建设项目,逐步实现以实训基地建设带动专业建设发展。

7. 带领本专业教师积极开展教研和科研工作。

8. 组织开展学术交流活动,每年组织专业学术报告讲座 1 次及以上,公开发表学术论文 1 篇及以上,建设期内至少在中文核心期刊发表学术论文 1 篇及以上,或在建设期内以副主编身份参编高职高专规划教材 1 部及以上。

9. 任期内需完成 6 个月的行业(企业)一线顶岗实践。

10. 积极参与学院各项教学活动,为学院提高整体办学实力出谋献策。

11. 完成学校、学院交办的与专业建设相关的其他工作。

二、骨干教师

名单:(略⋯⋯)

工作职责:

1. 积极参与本专业各项教学活动,为提高本专业整体教学质量建言献策。

2. 拓展自己教育教学发展领域,高质量教授 2 门及以上课程。

3. 制订个人阶段发展目标,不断提高自己的专业水平和实践教学能力,开展工学结合和课题研究。建设期内主持完成校级科研(教研)课题 1 项及以上,并每年在市级以上学术刊物发表学术论文 1 篇及以上,建设期内至少在中文核心期刊发表学术论文 1 篇。

4. 带头积极参与本专业的校内外实习实训基地建设,主动参与行业实践,任期内需完成 6 个月的行业(企业)顶岗实践,成为双师素质教师。

5. 带头积极参与并研究制订本专业建设目标和人才培养方案,同时推动实施。

6. 协助专业带头人实施课程改革及建设工作,参与教材编写工作,在任期内参编高职高专教材 1 部及以上。

7. 参与并指导青年教师和新入职教师。

8. 完成学校和学院交办的与专业建设其他工作。

三、现代学徒制导师

1. 校内导师(9 人):(略⋯⋯)

2. 校外导师(共 74 人):(略⋯⋯)。

工作职责:

1. 忠诚于党的教育事业,认真学习并执行国家的教育方针,以及国家和学校有关专业教育的政策、法规与规定。

2. 具有高尚的道德情操,丰富的临床经验,遵循教育教学和科学研究的基本规律,为人师表、诚实守信。

3. 导师是学徒临床技能培养的第一责任人,对所指导学徒的专业能力负有首要责任。

4. 具有较丰富的临床经验，并按要求参加学校组织的导师培训。

5. 保证临床（实践）带教时间，精心组织教学，悉心传授学术经验和技术专长，按照确定的跟师教学计划，保质保量的完成带教任务。

6. 积极参与课程体系、教学内容、教学方法和教学手段的改革。

7. 积极参与课程建设、教材建设、实验室和实训基地的配套建设。

8. 积极参与团队的教科研活动。

9. 积极参与面向社会的技术服务工作。

10. 认真完成团队交办的各项建设任务。

四、实习带教老师

试点基地实习带教老师。

工作职责：

1. 每位带教老师可带教 1~2 位学徒。

2. 督促新分配见习生、实习生遵守医院及科室有关规章制度。

3. 指导新分配见习生、实习生正确处理各方面的人际关系（包括与医护人员、患者及同学之间）。

4. 新分配见习生、实习生入科时，带教老师要做好入科前教育以及入科时技术评价，带教过程中带教老师应为他们多创造条件增加其学习、动手的机会，在无老师带教情况下不得单独操作。

5. 各带教老师按照带教计划带教。在带教过程中应通过教学查房、病例讨论、小讲课、床旁示教、模拟教学等方法进行教学。及时检查学习情况及了解学徒表现，保证教学质量。

6. 科室带教老师每月至少应安排 1 次以上讲座，讲授专业理论、技术和操作，重点应讲述本专业新知识、新技术、新进展。

7. 实施带教老师负责制，转科人员学习计划的落实、教学、科室内管理、医疗行为的规范等，由带教老师负主要责任，科室领导负领导责任。

8. 新患者（包括他科转来的患者）入院后，见习生和实习生在询问病史，进行体格检查等工作时须在带教老师指导下进行。书写的所有医疗文本，均须带教老师签字后方为有效，不得擅自进行技术操作和手术。对患者和家属介绍病情时，应按照带教老师的医嘱解说，不得擅自向患者泄露需要保密的病情、检验项目、程序和结果等。

9. 每个实习生在各临床科室实习期间至少各书写 3 份以上详细完整的、经带教老师修改认可的病历。

第三节　中医学现代学徒制导师管理办法

中医现代学徒制导师担负着为基层培养高素质技术技能型专业人才的重任。为了进一步规范中医现代学徒制校内外遴选、培养、管理、考核,参照重庆市中医药学会关于中医现代学徒制导师标准,特制订本办法。

一、导师遴选

第一条　中医现代学徒制导师(以下简称"导师")基本条件

1. 自觉遵守国家的法律、法规。

2. 具有良好的师德师风,医德医风,为人师表,爱岗敬业,有严谨的科学态度。

3. 身体健康,能保证临床(实践)带教时间。

4. 有志于发展和传承中医专家临床经验。

5. 应取得中医类别《执业医师资格证书》。

第二条　校外导师专业条件

1. 中医学专业、中西医结合专业或相关专业。

2. 从事中医药专业技术工作累计满 20 年以上,硕士学位可放宽到 15 年以上,博士学位可放宽到 10 年以上。

3. 副主任医师及以上任职资格的临床专家或骨干,博士学位可放宽到主治医师。

4. 具有扎实的中医药理论基础、丰富独到的临床经验或技术专长,得到同行公认。

5. 中医门诊量日均 25 人次及以上。

第三条　校内导师专业条件

1. 中医学专业、中西医结合专业或相关专业。

2. 讲师(主治医师)及以上中级职称,或博士学位。

3. 在附属医院定期承担中医门诊任务。

第四条　直接认定条件

区级及以上名中医、市级及以上老中医药专家学术经验继承工作指导老师。

第五条　校外导师遴选由中医学院组织,人事处审核后,报重庆市中医药学会专家评审。

第六条　校内导师遴选由中医学院组织,人事处审核后,报中医现代学徒制专家委员会评审。

二、导师培养

第七条 采取院校双主体办学机制,在专家委员会指导下,学校和医院对导师进行共同管理,共同培养。

第八条 校外导师培养形式

1. 参与学校组织的教学能力、教学方法、临床带教专题培训,每年 1~2 次。

2. 定期参与教研室教学活动。

3. 定期与校内导师开展教学研讨活动。

4. 参与课程体系、教学内容、教学方法和教学手段的改革。

5. 参与课程建设、教材建设、实验室和实训基地的配套建设。

6. 参与团队的教科研活动。

第九条 校内导师培养主要参照学校骨干教师培养方法。

三、导师管理

第十条 校外导师在带教期间,每周临床或实际操作带教时间不得少于 3 个工作日,要对学徒撰写的学习心得、临床体会、临床病案进行批阅、指导,批语须在 100 字以上。

第十一条 校内导师每学期批改所带学徒医案,并进行评分,每学期组织 3~4 次小组病案讨论或小组学习。

第十二条 校内外导师每学期共同对学徒跟师医案进行评议 1 次。

第十三条 有下列情形之一者,取消导师资格

1. 在公共场合公开攻击、肆意歪曲国家宪法、党的基本路线、方针、原则、政策;暗示或教唆学徒从事国家禁止的政治性活动或与学徒身份不符的活动,且造成不良影响者。

2. 在学徒遴选、考试等工作中徇私舞弊,情节恶劣、造成不良影响者。

3. 违反国家法律规定而受到刑事处分者。

四、其他不适合担任指导教师者。

第十四条 导师应按照学校要求全身心投入学徒指导工作,因导师原因不能继续带教情况的处理:经学校和医院同意,可转跟其他相应专业的导师学习,并重新签订继承教学协议。

五、导师考核

第十五条 学校、医院应定期对导师进行考核,考核不合格者视情况给予相应处理。

第十六条　导师考核每学年考核一次,每年 9—10 月考核前一学年工作情况。

第十七条　对导师考核合格者,学校给予经费补助。校外导师由医院根据工作量和考核结果,给予导师一定的报酬。校内导师考核具体办法另行规定。

第十八条　学校对带教效果优秀和有突出贡献导师给予表彰。

第四节　中医现代学徒制导师考核指导意见

一、考核对象

重庆医药高等专科学校中医现代学徒制导师。

二、考核主体

由医院和学校双主体考核。医院考核机构为中医现代学徒制工作管理部门。学校考核机构为中医现代学徒制项目建设办公室。

三、考核内容

见表 3-7-1-1。

四、考核时间

每年考核一次,9 月考核前一学年工作情况,并公布考核结果。

五、考核程序

1. 各医院考评本单位所属导师,并审核有关原始材料,记录分值。
2. 学校考评所有导师,并审核有关原始材料,记录分值。
3. 学校汇总各导师分值,各医院复审。
4. 医院复审无误后,在学校和医院公示 3 天。

六、有下列情况之一者直接确定为不合格

1. 提供虚假考核材料或证据者。
2. 无故拒绝考核者。
3. 出现教学事故或医疗事故者。
4. 所指导的学徒当年有跟师学习不合格者。
5. 医院年度考核出现一次不合格者。

6. 违反国家法律、法规，造成不良影响者。

7. 出现学术不端行为者。

七、考核结果及奖惩办法

考核结果分为三个等级：优秀（90 分以上，人数原则上不超过总人数的 20%）、称职（70~89 分）、不称职（69 分以下）。

1. 考核结果与导师津贴结合，执行上一年考核结果，优秀等级导师发放津贴为标准的 1.2 倍，称职等级导师按标准发放津贴，不称职导师发放津贴为标准的 0.8 倍。

2. 每年考核优秀者，由学校颁发"优秀导师"证书。

3. 考核结果作为学校评选优秀教师的主要依据。

4. 凡考核为不合格的导师，停止其下一年度招收学徒；累计两次考核为不合格者，取消其导师资格；以后如申请招收学徒，需重新按照导师遴选办法参加导师资格遴选。

八、本办法由重庆医药高等专科学校负责解释。

第五节　中医现代学徒制学徒遴选办法

为了在短期内实现中医人才培养的"理论学习·跟师临床·临床试诊"的三个阶段，突出中医学专业特色，提高人才培养质量，学院开展中医现代学徒制工作。在院校双主体办学培养机制下，构建中医现代学徒制"六双"（双主体、双导师、双身份、双课程、双基地、双证书）人才培养模式。

一、学徒遴选时间

正选时间：第一学年第一学期期末考试后进行。

补选时间：第一学年第二学期期末考试后进行。

二、学徒遴选条件

1. 基本条件

拟申请的学徒应政治觉悟高，思想品质好，并有良好的道德修养；热爱中医，热爱中国传统文化；具有较强的集体观念和团队精神；思想活跃且有开拓创新精神；心理和身体健康。

2. 正选条件

（1）第一学期中医基础理论和中医诊断学两门课程的期末考试成绩总分

按分数从高到低排序,以自愿报名形式录取年级前 50 名。

(2)第一学期无违法违纪行为。

3. 补选条件

(1)普通班学徒第二学期《中药学》和方剂学两门课程期末考试成绩总分,在年级排前 50 名,按总分从高到低最多选取 5 名学徒,进入现代学徒制班。

(2)第一学年无违法违纪行为。

三、学徒遴选程序

1. 正选

(1)本人自愿申请,上报辅导员负责受理、初审有无违纪行为。

(2)学院教学干事负责计算本年级学徒成绩及排名,学院根据上述遴选条件进行遴选。

(3)遴选结果在学院内公示,公示期 3 天。

(4)遴选结果报学校教务处、学徒处。

(5)学院进行班级组建。

(6)学院进行寝室调整。

(7)学徒根据两门课程考试成绩总分选择导师。

(8)学徒参加学院现代学徒制班的拜师仪式。

2. 补选

(1)本人自愿申请,辅导员负责受理、初审有无违纪行为。

(2)学院教学干事负责计算本年级学徒成绩及排名,学院根据上述遴选条件进行遴选。

(3)遴选结果在学院内公示,公示期 3 天。

(4)遴选结果报学校教务处、学徒处。

(5)学院调整班级和寝室。

(6)学徒根据两门课程考试成绩总分选择导师。

四、学徒淘汰办法

有下列情形之一者,取消跟师学习资格:

1. 违反校纪校规受到警告及以上处分者。

2. 正考累计不及格课程达到三门及三门以上者。

3. 第二学期根据《中药学》和方剂学两门课程的期末考试成绩总分高低进行等额淘汰(如年级总分前 50 名有 1 名普通班学员,补选后等额淘汰总分最低的 1 名学员),最多 5 名。

4. 其他原因经学校确定不宜继续跟师学习者。

五、其他

1. 中医基础理论、中医诊断、中药学和方剂学四门课程的期末考试题型应参照执业助理医师考试大纲,以客观题为主,有一定的难度和区分度。

2. 本规定由重庆医药高等专科学校负责解释,自公布之日起执行。

第六节 中医现代学徒制学徒守则

1. 热爱祖国,服务人民,维护国家利益和民族团结,不参与违反四项基本原则、影响国家统一和社会稳定的活动。

2. 努力学习马克思列宁主义、毛泽东思想、邓小平理论等重要思想,确立在中国共产党领导下走社会主义道路,为实现中华民族伟大复兴的共同理想和坚定信念,把自己培养成为有理想、有道德、有文化、有纪律的社会主义新人。

3. 立志继承和发展中医药事业,尊师重道,勤奋学习,刻苦钻研,珍惜时间,勇于创新,圆满完成各项学习任务。

4. 严格遵守宪法和国家的各项法律、法规,遵守学校和实习医院的规章制度,正确行使权利,依法履行义务,敢于并善于同各种违法违纪行为作斗争。

5. 依法执业,在导师指导下严格执行各项规章制度及技术操作规程。在导师不在的情况下,服从上级医生的指示和命令。

6. 坚守岗位,保持诊室环境清洁整齐。

7. 文明礼貌服务,关心体贴患者,耐心解答患者提出的问题,有疑惑及时向导师请教。

8. 在导师指导下,认真书写医案、病历等,并及时请导师批阅,完成导师交予的其他工作。

9. 发扬救死扶伤的人道主义精神,树立良好的医德、医风,具有良好的道德品质和行为习惯,全心全意为人民服务。

10. 诚实守信,严于律己;遵从学术规范,恪守学术道德;自尊自爱,文明使用互联网。

第七节 中医现代学徒制学徒考核实施办法

为了培养一支适应基层医疗机构的高素质技术技能型中医学人才队伍,规范中医现代学徒制学徒的考核,特制订本制度。

一、总则

中医现代学徒制学徒的考核分为平时考核、阶段考核、结业考核。对考核不合格者,应及时予以淘汰。考核由学校和医院共同负责组织。

二、考核目标

1. 学徒的中医药理论功底扎实。

2. 学徒基本掌握指导老师的学术经验和技术专长,中医临床诊疗水平在原有基础上有较大提高。

3. 学徒按照中医药学术发展的规律,结合指导老师的学术经验,对本学科领域的某一方面能提出自己的见解和观点。

三、考核安排

1. 平时考核由导师和带教单位负责。主要考核学徒平时学习情况、跟师临床和独立临床时间。学徒应认真做好跟师学习笔记,完成见习记录、学习心得(每篇不少于 1 000 字)、读书笔记(每篇不少于 1 000 字)、病案、导师最擅长的 1 个病种的诊治经验总结(不少于 2 000 字)。导师和带教单位按照《跟师手册》的内容和要求,做好平时考核。考核结果,由导师和带教单位填写,并交学校存档。

2. 阶段考核由带教单位负责,按照培养计划每阶段一次。考核时必须以原始材料为依据,按照《阶段考核表》规定的内容和要求,逐项检查和考核。阶段考核结果,由带教单位填写,并交学校存档。阶段考核不合格者,应及时予以淘汰。

3. 学徒学习期满,进行结业考核。结业考核由学校和医院共同负责组织。结业考核不合格者,不予结业出师。通过考核的学徒,由学校颁发出师证书,同时对导师颁发荣誉证书。

(1) 学徒参加结业考核前需按照人才培养方案完成心得体会、读书笔记、见习记录、病案、导师最擅长的 1 个病种的诊治经验总结,才能进行结业考核。

(2) 结业考核采取《Mini-CEX 临床评价量表》(见表 3-6-1-1),以模拟临床诊疗对学徒各项临床能力进行评分,综合评价学徒的实践操作能力。

四、附则

本规定由重庆医药高等专科学校负责解释。

第八节　中医现代学徒制学分管理办法

一、总则

第一条　为规范重庆医药高等专科学校(以下简称"学校")中医现代学徒制的学分管理,保障正常跟师教学秩序,不断提高跟师教学质量,促进学徒充分发展,学校根据教育部颁布的《普通高等学校学徒管理规定》的原则与要求,结合学校实际,特制订本规定。

第二条　本规定适用于学校对接受中医现代学徒制的专科(高职)学徒(以下简称"学徒")的管理。

二、请假与考勤

第三条　学徒应按时参加人才培养方案规定和学校统一安排的一切活动。学徒校外实践和跟师学习等都要进行考勤,不得迟到或早退。凡不参加学校统一安排校外实践和跟师学习活动,均以旷课论。学徒旷课时间计算:校外跟岗实习按每天6学时计;跟师学习按每天4学时计。

第四条　学徒在校外实践和跟师学习期间一般不得请假,如有特殊情况需请事假或病假者,应当持有关证明和请假条向所在院(部)和跟师学习单位办理请假手续。不请假者作旷课论。学徒班干部无权准假。请假一天以内,由带教导师批准;请假一天以上三天以内由带教导师单位学徒管理部门批准;请假三天以上一周以内由带教导师管理部门和学徒所在院(部)领导批准;请假一周以上由带教导师管理部门领导和学校分管领导批准。

第五条　学徒未经请假或请假理由系伪造者、请假未被批准擅自离岗者,以及请假期满未按时到岗学习者,所缺课程作旷课论处,并视其情节轻重,给予纪律处分。不请假离岗连续两周以上未参加学校规定的教学活动者,按自动退学处理。

第六条　学徒跟师学习期内旷课累计在8学时以下者,给予口头批评教育,并由院(部)给予书面警示;旷课累计达9~20学时者,给予全校通报批评教育;旷课累计达21~30学时者,给予警告处分;旷课累计达31~40学时者,给予严重警告处分;旷课累计达41~50学时,给予记过处分;旷课累计达51~60学时,给予留校察看处分;旷课累计超过60学时以上者,视为放弃学籍,按自动退学处理。

三、考核与成绩记载

第七条　学徒必须完成人才培养方案规定的课程、校外实践和跟师学习等教学环节(以下统称课程)的学习和考核,考核成绩记入学业成绩单,并归入学籍档案。

考核成绩合格,则获得相应学分,并记入本人成绩档案。不能按时参加的,应当事先请假并获得批准,不参加课程学习或考核不合格者,该课程成绩记为零分或不及格,不能获得学分。无故缺席的,根据学校有关规定给予批评教育,情节严重的,给予相应的纪律处分。

第八条　现代学徒制根据专业人才培养方案制订跟师学习阶段和学分认定。阶段一:第一学年寒假跟师见习,跟师时间1周,学时28,学分1;阶段二:第一学年暑假跟师抄方,跟师时间4周,学时112,学分4;阶段三:第二学年寒假跟师抄方,跟师时间1周,学时28,学分1;阶段四:第二学年实习前期跟师抄方,跟师时间8周,学时224,学分8;阶段五:第三学年实习间期跟师试诊,跟师时间2周,学时56,学分2。

第九条　每一跟师阶段课程考试成绩采用百分制计分,成绩满60分即获得该课程学分。

为反映学徒的跟师学习质量,实行学分绩点制。

(一)课程考核成绩与绩点的折算方法

90~100分,绩点系数为4.0~5.0(90分绩点系数为4.0,91分绩点系数为4.1,余类推,下同);80~89分,绩点系数为3.0~3.9;70~79分,绩点系数为2.0~2.9;60~69分,绩点系数为1.0~1.9;60分以下绩点系数为0。

(二)学分绩点、平均学分绩点的计算

1. 一门课程的学分绩点 = 该课程的学分数 × 绩点系数。

2. 累计学分绩点 = 某一阶段各门课程的学分绩点之和。

3. 平均学分绩点 = 累计学分绩点 / 某一阶段各门课程的学分数之和。

计算平均学分绩点应在小数点后保留两位有效数字。

(三)以平均学分绩点作为衡量学徒学习质量的重要指标,平均学分绩点是作为评定三好学徒、奖学金等的重要依据。

(四)各门课程学分计算参见各专业人才培养方案,跨学期的课程,每学期均记载成绩与学分。

第十条　每一阶段跟师课程成绩原则上以该阶段跟师后期末考试成绩为主;平时成绩(含出勤、跟师资料、跟师态度等)可作为课程考核成绩的一部分,原则上占总成绩的20%~30%。考试方式包括闭卷、开卷、笔试、口试、技能操作、实际演练等;任课教师应在跟师学习课程初向学徒公布本课程的考核方式及成绩评定办法。

四、毕业、结业、肄业

第十一条 学徒毕业时,学校按德、智、体等方面做出全面鉴定,其内容包括政治态度、思想意识、道德品质、学业成绩,以及学习、劳动和健康状况等,鉴定存入本人档案。

第十二条 学徒在学校规定学习年限内,修完校内和校外教学计划规定内容,成绩合格,达到学校毕业要求的,准予毕业,并在学徒离校前发给毕业证书。

第十三条 学徒在现代学徒制跟师学习中未按要求完成相应学习任务时,依照重庆医药高等专科学校《中医现代学徒制学徒遴选办法(暂行)》进行淘汰,淘汰的学徒按照对应专业人才培养方案规定内容完成教学计划规定内容,成绩合格,达到学校毕业要求的,准予毕业。

第十四条 学徒在学校规定的最长学习年限内修完专业人才培养方案的,未达到学校毕业要求者,做结业处理,发给结业证书。

第十五条 对学满一学年以上退学的学徒,由学校发给肄业证书或写实性学习证明。

第十六条 关于结业生申请换发毕业证书的规定

1. 因跟师课程考核不合格而结业的学徒,可在最长学习年限内重修所缺学分,合格者可换发毕业证书。

2. 结业换发毕业证书中的毕业时间,按换发日期填写。

3. 学徒结业后在规定年限内不申请重修,或经重修不合格者,以后不再给予机会。

第九节 中医现代学徒制教学组织与教学过程管理、监督实施办法

为建立正常、稳定的现代学徒制教学秩序,促进中医现代学徒制管理工作制度化、规范化、科学化,切实提高中医现代学徒制教育教学质量,学校特制订本规定。

一、跟师教学课程标准

第一条 跟师教学课程标准是管理和评价课程、进行课程改革、加强课程建设的基础。跟师教学课程标准包括课程概述、课程目标、课程教学内容安排、教学实施、课程考核、教学管理等内容,是中医现代学徒制导师制订带教计划

和组织跟师教学的主要依据,也是检查评定学徒跟师成绩、衡量导师跟师带教质量的主要标准。

第二条　跟师教学课程标准应在学校项目建设办公室统一安排下,组织中医学专业建设指导委员会根据专业培养目标和中医现代学徒制培养计划,制订出科学合理、切实可行的跟师教学课程标准。

第三条　项目建设办公室应根据课程发展需求及时修改跟师教学课程标准,交学院审核,并报教研室、学院和教务处备案。

二、跟师教学任务

第四条　学校根据跟师教学标准,下达跟师教学任务。医院和学校双方共同完成任务的安排和落实,安排和落实的原则如下。

1. 跟师教学任务落实应以最大限度发挥医院导师资源优势、保证跟师教学质量为基本原则。

2. 跟师教学任务落实实行导师所属医院负责制,各医院负责所属跟师教学任务的落实和跟师教学带教计划的制订。

3. 学校在落实跟师教学过程中有监督责任,由项目建设办公室负责。

第五条　跟师教学任务落实的基本要求:

1. 医院应严格按学校下达的跟师教学任务安排落实跟师教学任务,不得随意增减、调整跟师教学任务的阶段安排,不得随意增减跟师时间。

2. 医院落实跟师教学任务时,原则上应安排该学徒的师承导师。如遇导师因公事、病假不能带教,可以酌情考虑导师所在科室的其他医生(要求中级职称以上,并有10年以上的临床经验)或其他导师带教,并在医院和学校备案。

3. 经学校考核,凡考核为不合格的导师,停止其下一学年承担跟师教学任务,并停止招收学徒。

第六条　落实跟师教学任务的其他事宜分工如下。

1. 医院统一安排住宿,并确保学徒的人身、财产安全。如果由于其他原因,导致学徒不能住宿或者医院无法提供住宿,学校与学徒之间、医院与学徒之间签订安全协议。

2. 学校对跟师学徒分组,每个医院跟师学徒分为一个组,并设置一个组长,学徒分组由学院实习干事负责。组长职责具体为:

(1) 传达和布置学校及医院对跟师同学下达的各项任务和信息。

(2) 收集组员对跟师的要求和意见并及时向医院和院部汇报。

(3) 协助医院跟师管理部门和实习管理干事负责检查和督促跟师计划的完成。

3. 学校安排学徒到医院跟师学习往返交通,交通安排由学院实习干事负责。

三、跟师带教计划

第七条　跟师带教计划是导师向徒弟传授自己擅长的一个常见病诊治经验的具体带教安排,反映跟师带教内容、带教方式、带教进度、考核方式。连续跟师一周的,计划详细制订到每天;连续跟师一个月及以上的,计划详细制订到每周;实习阶段跟师,计划详细制订到每个月。

第八条　制订跟师带教计划主要依据跟师教学课程标准。医院在接到跟师教学任务后,按照跟师教学课程标准,组织导师编写跟师带教计划。经医院科教科或者负责教学的部门审核后,提前一个月把电子档发到学院教学干事处,教学干事收齐后交学院督导审核,审核通过后提前一周返回医院执行。跟师带教计划由医院科教科、学校教务处、学院、导师本人各留存一份。

第九条　跟师带教计划是跟师教学检查或抽查、导师考核的依据,不按计划带教的导师由医院做相应处理,若实际执行与计划进度相差30%以上者(跟师时间1周即2天及以上;跟师时间1个月即1周及以上;跟师时间2个月即2周及以上;实习阶段跟师即2个月及以上)的,取消本年度学校优秀导师评选资格。

第十条　跟师带教计划是学徒出师考核的重要依据。

四、导师职责

第十一条　导师负责跟师教学的各个环节(包括授业、技能指导、医案批改、心得体会批阅、辅导、答疑、考核等),负责保证跟师教学质量,并在跟师结束后向医院、学校报告跟师教学执行情况,完成评学表。

第十二条　导师主要职责

1. 负责编写跟师教学带教计划,选择适用学习中医临床的教材、著作供学徒学习。

2. 负责跟师教学的授业、技能指导、医案批改、心得体会批阅、辅导、答疑等,悉心传授学术经验和技术专长,加强学徒学习方法和能力的培养。

3. 负责跟师教学的课堂纪律管理,保证正常教学秩序。每次授业结束后,及时在跟师日志上签字。

4. 按照中医现代学徒制学徒考核办法和跟师教学课程标准,负责跟师教学的考核。

5. 导师通过各项教学活动对学徒进行思想品德教育,不发表、传播反党反社会言论。

6. 在每个阶段跟师教学任务完成后,完成评学表。

7. 配合完成导师考核。

五、临床授业

第十三条　临床授业是中医现代学徒制跟师教学的基本形式和中心环节。导师必须贯彻"导师是学徒临床技能培养的第一责任人，对所指导学徒的专业能力负有首要责任"的原则带教，积极开展启发式、讨论式、案例式教学，注重培养学徒的中医临床思维和临床技能，注重培养学徒对中医的兴趣和热爱，注重学徒医德医风的培养。带教应具有思想性、科学性和针对性。

第十四条　导师须按照跟师教学课程标准规定内容带教，力求目的明确、概念准确、重点突出、条理清晰、推理严密、语言生动、提纲挈领，并及时进行小结。

第十五条　坚持贯彻理论联系实际原则和直观性原则，恰当运用各种临床病例和现代教育技术手段辅助带教，以加深学徒对知识的理解。

第十六条　医院、学校应定期组织检查性或观摩性听课，及时检查带教效果，总结交流带教经验。

第十七条　导师应及时纠正学徒违反临床跟师学习纪律的不良现象，并积极答疑，及时批阅医案、心得体会等。

六、跟师手册

第十八条　跟师手册规定了学徒跟师学习的具体内容和具体要求，并作为跟师学习的记录，反映学徒跟师学习的整个过程。

第十九条　跟师手册作为导师考核、学徒考核的重要依据。

第二十条　跟师手册中见习记录、病案、心得体会、跟师小结、导师诊治经验总结、读书笔记等需要导师批阅评分。

第二十一条　跟师手册在每阶段跟师教学前，由学院教学干事发放给学徒。学徒在跟师教学结束后，统一交给医院科教科，由医院科教科检查导师批阅情况后，返回学院。学院完成学徒考核、导师考核后，跟师手册应及时发给学徒。

第二十二条　跟师手册在学徒毕业后，原件交学院存档保留。

七、跟师日志

第二十三条　跟师日志反映了学徒每天实际的跟师教学内容、学徒出勤情况。

第二十四条　跟师日志作为导师考核、学徒考核的重要依据。

第二十五条　跟师日志需要导师在每半天临床授业结束后，亲笔签字。

第二十六条　跟师日志在每阶段跟师教学前,由学院教学干事发放给学徒。学徒在每阶段跟师教学结束后,统一交给医院科教科审核,再返回学院。

八、巡查记录表

第二十七条　巡查记录表是学校巡查医院跟师教学情况的记录表。

第二十八条　巡查医院跟师教学情况应检查:

1. 跟师日志是否与跟师教学计划表一致。如果不一致,应注明实际进度及有多大的偏离。

2. 跟师手册导师的批阅情况。

3. 学徒出勤情况。

4. 学徒对导师跟师教学的反馈意见。

5. 导师对跟师教学情况、学徒学习情况的反馈意见。

6. 导师现场带教的方法与技巧、学徒现场跟师的情况。

第二十九条　巡查记录作为导师考核、学徒考核的重要依据。

第三十条　每阶段跟师教学,应安排由专任教师、实习干事、学院督导组成的巡查组对 2~3 个医院开展巡查,组长为学院督导。巡查安排的具体事宜由实习干事负责,巡查记录由学院督导填写。巡查记录表中存在的问题应及时向医院和学校反馈,并同时在医院、学校各留存一份。

九、评学表

第三十一条　评学表反映了导师对学徒的跟师学习的整体评价,包括出勤情况、学徒职责、临床实践能力、参加科室学术活动、跟师手册完成情况。

第三十二条　评学表作为导师考核的依据。

第三十三条　评学表在每阶段跟师教学后,由医院科教科组织导师进行评学,完成后交给学院。评学表在医院、学校各留存一份。学院教学干事应把导师评学情况及时反馈给学徒和学院督导。

十、评教表

第三十四条　评教表反映了学徒对导师的跟师教学的整体评价,包括带教态度、带教内容、带教方法、带教效果。

第三十五条　评教表作为导师考核的依据。

第三十六条　评教表在每阶段跟师教学后,由学院督导组织学徒进行评教,完成后交给医院。评教表在医院、学校各留存一份。学院教学干事应把学徒评教情况及时反馈给医院科教科。

十一、学徒医案汇报

第三十七条　学徒医案汇报是反映学徒跟师学习情况的重要手段,也是学徒考核的重要内容之一。

第三十八条　学徒医案汇报一般安排在开学第一个月内完成,由学院教学干事组织完成。学徒分为3~4个组,每组应包括各个医院的学徒。每组由校内外导师作为评委进行打分。

第三十九条　若学徒医案汇报在学徒实习期间,则学徒往返交通由学院安排,具体由实习干事负责。

十二、学徒座谈

第四十条　学徒座谈是反映学徒跟师学习情况、导师跟师教学情况的重要途径,也是不断改进中医现代学徒制跟师教学质量的手段之一。

第四十一条　学徒座谈一般安排在开学第一个月内完成,由学院督导组织完成。

第四十二条　若学徒座谈在学徒实习期间,则学徒往返交通由学院安排,具体由实习干事负责。

十三、学徒跟师学习考核成绩管理

第四十三条　按照跟师教学课程标准,学院应在开学两个月内完成学徒上一阶段跟师学习考核,并完成成绩登录。

第四十四条　跟师考核表在每阶段跟师教学前,由学院教学干事发放给每个学徒。学徒在跟师教学结束后,统一交给医院科教科考核,再返回学院。

第四十五条　按照跟师教学课程标准,跟师成绩汇总具体分工如下:

1. 医院考勤成绩、医案评分成绩由学院实习干事通过跟师考核表计算得出。

2. 跟师巡查成绩由学院实习干事通过跟师巡查记录表计算得出。

3. 跟师资料检查成绩由中医教研室按照跟师教学课程标准,检查跟师日志、搜集的影像资料(照片、录音)等进行判定。

4. 跟师成果汇报成绩由学院教学干事根据医案汇报得分计算得出。

第四十六条　学徒跟师成绩汇总、登录由学院教学干事负责。

第四十七条　学徒跟师成绩分析由项目办公室负责。

十四、教学质量控制报告

第四十八条　教学质量控制报告反映跟师教学质量情况,对促进中医现代学徒制跟师教学质量的不断提高有着极其重要的作用。

第四十九条 每阶段的跟师教学质量控制报告由学院督导完成。

十五、档案管理

第五十条 学校、医院应重视教学档案建设与管理工作,制订严格的教学资料收集、整理、总结和归档制度。建立档案并妥善保存,为提高教学质量、开展教学研究提供重要依据。

十六、附则

第五十一条 本规定由重庆医药高等专科学校负责解释,自公布之日起执行。

第十节 中医学专业现代学徒制培养实施方案(节选)

根据教育部办公厅《关于公布第二批现代学徒制试点和第一批试点年度检查结果的通知》(教职成厅函〔2017〕35号)的要求,我校中医学专业获得立项,计划在6个医院遴选25名中医药临床经验丰富、医德医风良好的中医药专家或骨干为导师,为每位导师遴选配备2名有志扎根基层、立志奉献中医药事业的专科学徒作为学徒,在3年时间内,采取现代学徒制方式培养造就50名有志扎根基层的中医药临床人才。

一、培养目标

在院校双主体办学培养机制下,构建中医现代学徒制"六双"(双主体、双导师、双身份、双课程、双基地、双证书)人才培养模式。在短期内实现中医人才培养的"理论学习·跟师临床·独立临床"的三个阶段,突出中医学专业特色,提高人才培养质量。培养掌握中医基本知识,能够初步掌握、继承中医药专家的学术思想和中医常见病诊治经验,并能够运用中医辨证施治思想,诊断治疗中医临床常见病、多发病,适应基层医疗机构的高素质技术技能型人才。

二、工作周期

工作周期为连续3年。

三、导师遴选建议

1. 有一定中医特长,以中医药治疗为主。

2. 热爱中医事业,热心教学。

3. 行医规范。

四、人才培养模式和培养进度

具体见《2017级中医学专业(现代学徒制班)人才培养方案》。

五、跟师教学方式、教学内容、教学目标

1. 跟师教学方式　跟师学习采取跟师见习、跟师抄方、跟师试诊等方式进行。具体见《2017级中医学专业(现代学徒制班)人才培养方案》。

2. 跟师教学内容　以跟导师临床(实践)为主,学习导师诊治经验和诊断技巧,学习导师最擅长的1个病种的诊治经验,并熟练运用,总结导师学术思想。经典理论学习采取导师指导和学校集中授课相结合的方式进行。

3. 教学要求

导师制订跟师教学计划　做好每次跟师随诊或实际操作的记录,及时整理和总结跟师学习的心得体会,最后通过重庆中医药学会组织的测试。

4. 教学目标

(1)中医药理论功底更加扎实,中国传统文化知识进一步加强。掌握指导老师指定的古典医籍,领悟古籍精华。基本掌握导师最擅长的1个病种的诊治经验,并熟练运用。

(2)按照中医药学术发展的规律,结合导师的学术经验,总结导师学术思想,学徒结业时应提交由本人独立完成的、能反映指导老师临床经验和专长的体现疾病诊疗全过程的临床医案。

(3)结业时,学徒需提交导师最擅长的1个病种的诊治经验总结,其内容体现指导教师最擅长的1个病种的临床(实践)经验,总结字数不少于2 000字,以备考核。

六、管理考核

1. 采取院校双主体办学机制,学校和医院共同负责现代学徒制工作的管理和指导。

2. 在专业指导委员会指导下,学校和医院对导师进行共同管理,共同培养。

3. 学校、医院应定期对导师进行考核,考核不合格者视情况给予相应处理。

4. 导师所在医院建立名中医导师工作室,导师和学徒在工作室内工作。学校和医院共同负责中医现代学徒制工作的组织实施和日常管理。

5. 学徒在学习期间,应按照培养计划和安排,保持学习的连续性,完成培

养计划。对确有特殊原因,中断时间在 6 个月内的,经学校和医院同意,可继续学习,并补足其缺少的教学、实践时间;中断时间超过 6 个月的,协议自行终止,资格取消。

6. 导师在带教期间,要对学徒撰写的学习心得、临床体会、临床病案进行批阅、指导,批语须在 100 字以上。

7. 有下列情形之一者,取消导师资格

(1) 在公共场合公开攻击、肆意歪曲国家宪法、党的基本路线和四项基本原则;暗示或教唆学徒从事国家禁止的政治性活动或与学徒身份不符的活动,且造成不良影响者。

(2) 在学徒招生、考试等工作中徇私舞弊,情节恶劣、造成不良影响者。

(3) 违反国家法律规定而受到刑事处分者。

(4) 其他不适合担任指导教师者。

8. 导师应按照学校要求全身心投入学徒指导工作,因导师原因不能继续带教情况的处理:经学校和医院同意,可转跟其他相应专业的导师学习。

9. 学徒的考核分为平时考核、阶段考核、结业考核。对考核不合格者,应及时予以淘汰。考核由学校和医院共同负责组织。

七、待遇和奖励

1. 导师在跟师教学期间的工资及其他福利待遇均不变,并由各自所在单位发给。

2. 学校以带教费、劳务费等形式对医院给予经费补助,由医院根据工作量和考核结果,给予导师一定的报酬。

3. 学校对带教效果优秀和有突出贡献导师给予表彰。

八、经费安排

学校安排专款对此项工作给予专项经费。

1. 导师带教费用　根据工作量核定,每名导师带教 2 名学徒,每位导师补助 1.5 万元,分 3 年拨付(每年 5 000 元),主要用于导师带教费、劳务费等。

2. 临床带教费用　根据实习学徒人数核定,具体费用按照学院与各医院签订的实习协议执行。

3. 名中医导师工作室费用　主要用于名中医导师工作室多媒体教学录播设备的升级,由学校统一采购后进行安装。

4. 项目管理费用　标准为每个医院 5 000 元,分 3 年拨付,第一年 1 000元,第二年 2 000 元,第三年 2 000 元。

第十一节　名中医导师工作室管理办法

为加强中医现代学徒制导师队伍建设,充分发挥名中医导师工作室的示范、引领作用,学校特制订本办法。

一、名中医导师工作室成员条件

名中医导师工作室成员由本项目组中医现代学徒制导师、医院名中医和业务骨干、学校专业带头人和骨干教师组成。

二、名中医导师工作室职责

1. 参与中医跟师教学工作,提高现代学徒制教育质量,促进师承教育和院校教育有机结合。

2. 参与临床实习、见习教学工作,提高临床带教水平,促进高素质中医药技能型人才的培养。

3. 参与中医药类专业和学科培养模式、课程体系、教学内容、教学方法和教学手段的改革,加强院校合作,提高中医药类人才的培养质量。

4. 整理总结中医现代学徒制导师的学术思想、技术专长、临床经验,开展相关领域科研活动,提高中医现代学徒制导师的学术水平和诊疗水平。

5. 发挥中医现代学徒制导师的牵头和辐射作用,促进徒弟、实习生和其他年轻医生的成长。

三、名中医导师工作室设备管理

(一) 设备的使用

1. 名中医导师工作室配有的电脑、投影仪、录播系统等设备,仅用于工作室成员使用,其他人员不得随意使用。

2. 严禁使用工作室的设备从事与本职工作无关的事项。

3. 使用设备前应详细阅读操作手册,严格按照操作规范正确使用,工作室负责人负责监督检查。

4. 各类设备的保养和维修,由工作室成员参照规范,正确使用,注重平时保养。

(二) 设备的维修

1. 设备发生故障无法使用时,设备使用人应报修。对设备的维修,更换零件要进行登记备案。

2. 在保修期内的设备,工作室负责人应联系供应商进行维修;保修期外的设备,由医院自行按照最经济可行的报修方案进行维修,由工作室负责人按照维修的真实情况,填写维修记录。

（三）设备的盘点及赔偿

1. 工作室设备由负责人每年盘点清查一次,做到账物相符。

2. 在规定的使用年限期间,因个人原因造成办公设备毁损、丢失、被盗等,所造成的经济损失由个人承担。

第十二节 中医现代学徒制项目
建设经费实施细则

一、经费使用前的申请审批程序

（一）培训、考察、学习、会议类经费

凡是参加培训、考察、学习及研讨会者,需事先提出申请报院部,院部上报校领导,获校领导批准以后,方可使用经费。

（二）设备、软件采购类经费

设备、软件等采购,经专家论证后,提交采购计划给院部,并提供专家论证意见,院部按照学校资产办要求完成审批,审批后方可进入采购环节,使用经费。

二、经费报销程序

（一）填单

1. 专业建设项目专项资金报销凭证,并注明资金来源。

2. 附相关经费申请表或批复证明（培训、考察、学习、会议类,若多人参与时,可集中报账,若情况特殊需各自报账的,则需复印此表）。

3. 差旅费报销单、学校费用报销单（仅说明报销明细）。

（二）票据准备

报销发票、开会（培训）通知、成果（总结）复印件 1 份（交院办）等。

（三）院部登记

报销前,需在《重庆医药高等专科学校 XX 学院项目经费使用登记表》（见附件）上登记,不登记者不予报销。

（四）报销

项目总负责人签字审批,分管财务校领导签字,财务审核后报销,费用打入公务卡（或冲账）。

（五）经费使用及报销具体操作流程图

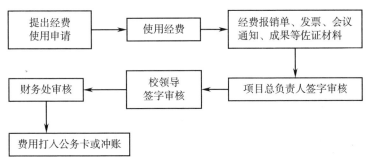

图 4-5-12-1　经费使用及报销具体操作流程图

三、项目建设开支范围

1. 校企协同育人机制建设。
2. 招生招工一体化建设。
3. 人才培养制度和标准方面建设。
4. 校企互聘共用的师资队伍建设。
5. 建立体现现代学徒制特点的管理制度建设。
6. 项目管理经费及其他方面建设。

本实施细则自公布之日起实施,其解释权在重庆医药高等专科学校。

第十三节　关于成立岐黄学院的通知

各处室、院部:

为了进一步推进中医现代学徒制工作,深化产教融合,促进医教协同,经学校研究决定,校院共同设立岐黄学院及理事会,现通知如下,请遵照执行。

一、设立岐黄学院理事会

理事会成员如下:

(略……)

理事会为岐黄学院议事决策机构,主要职责:

1. 负责对学院的办学经费保障。
2. 负责对招生招工一体化、中医现代学徒制人才培养制度和标准、校院互聘共用师资队伍、现代学徒制管理制度等相关重要事宜进行审定和决策。

理事会章程另行制订。

二、校院共同成立岐黄学院

院长：

（略……）

党支部书记：

（略……）

副院长：

（略……）

办公室主任：

（略……）

岐黄学院实行院长负责制，院长对理事会负责。主要职责：

1. 全面负责学院日常运行管理。

2. 开展招生招工一体化、中医现代学徒制人才培养制度和标准制订、校院互聘共用师资队伍建设、现代学徒制管理制度制订等相关工作。

3. 执行理事会决议。

重庆医药高等专科学校